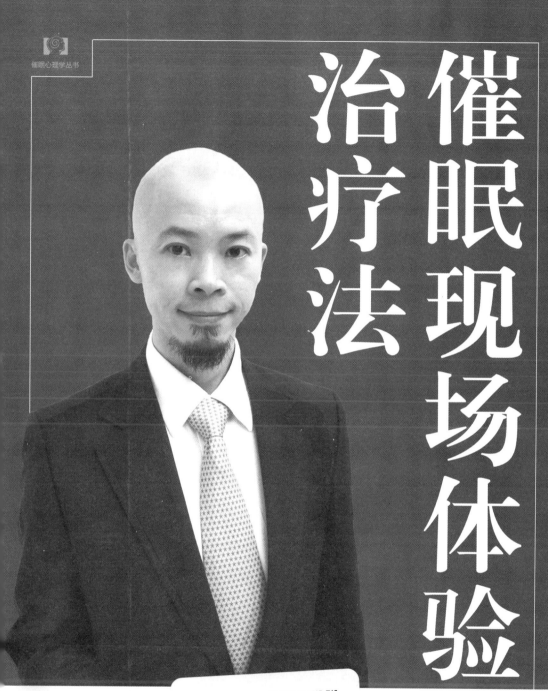

催眠心理学丛书

催眠现场体验治疗法

连峻 著

U0232684

山西出版传媒集团　　山西科学技术出版社

编委会名单

作者在长沙、上海、广州等地授课

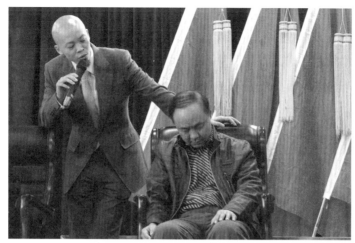

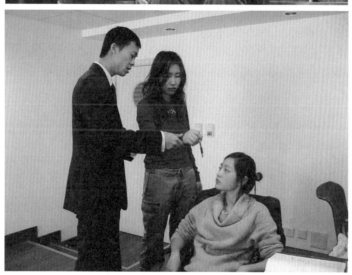

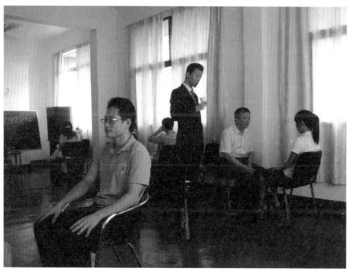

作者在香港授课

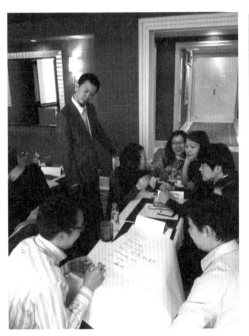

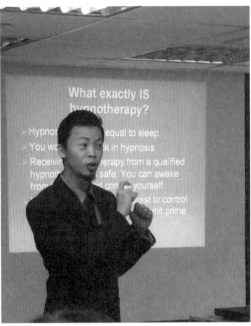

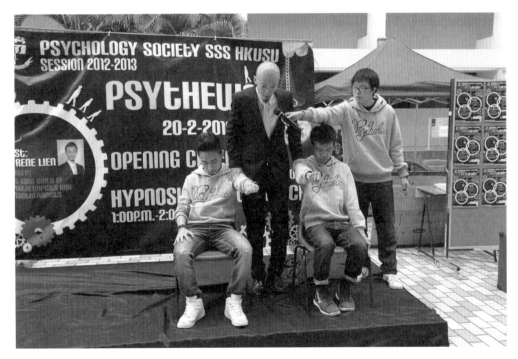

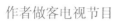

作者做客电视节目

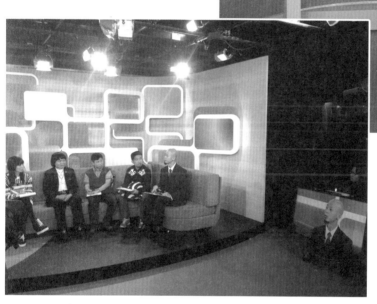

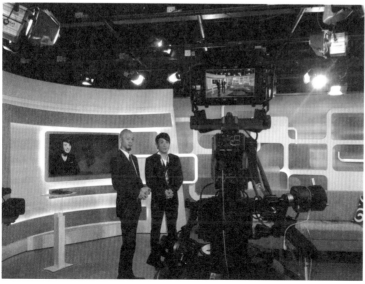

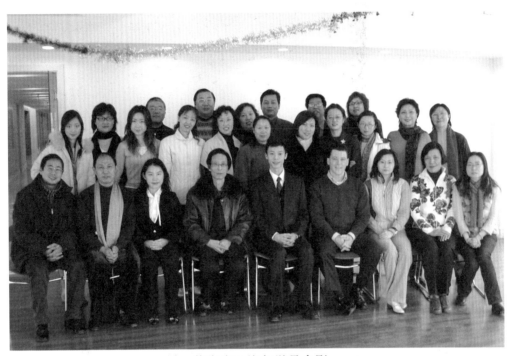

作者在上海与学员合影

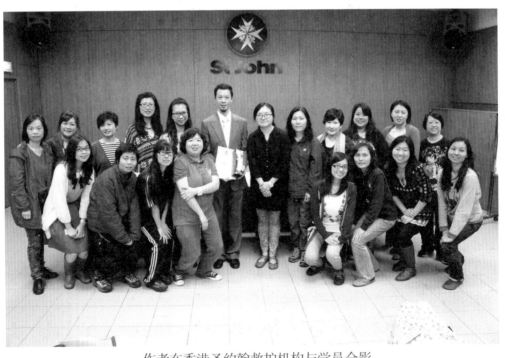

作者在香港圣约翰救护机构与学员合影

总 序

在"催眠心理学丛书"出版之际，执行主编张守春先生让我以主编名义为丛书写一个总序。提笔之前，我已深陷对中国临床心理学目前发展处境的几点忧虑。

其一，中国的临床心理学发展之难。

改革开放近四十年中，中华大地发生了天翻地覆的变化，自然科学、人文社会科学、应用科学，包括医学事业、文化产业，无不蓬勃发展，遗憾的是，相对于其他任何一门学科，临床心理学可能是发展最慢的一个。与此成强烈反差的是，最近几十年，中国经济高速发展，经济总量已位居世界第二，快节奏的生活，工作压力，带来人们心理疾病的急剧上升。

中国有 14 亿人，约有综合性医院 20000 多家，中医院 3000 多家，按照国家千人拥有医生数的平均水平算，应至少有 200 万左右注册医生，可目前这些医院中有多少"精神科"或"心理科"？其中的医生中又有多少真正懂心理治疗或者做心理治疗的？这在中国没有统计数据。

1997 年的"统计结果"显示：我国每百万人口中心理学工作者的数量仅为 2.4 名，国际卫生组织资料显示：在发达国家和中等发达国家，每 1000 人中就有一个心理咨询师，而美国在 1991 年时，每百万人口就已拥有 550 名心理学工作者。卫生部的一项数据资料表明：目前我国各种心理和精神疾病患者达 1600 万，约占总人口的 1.2%。1.5 亿青少年中有各种学习、情绪和行为障碍等心理健康问题的人约 3000 万。国家有关部门在制定小康社会的 10 大标准中，也把每 1000 人中有 1 个心理咨询师作为一项重要的小康指标。

目前，国内已经通过国家执业资格鉴定并正从事心理治疗工作的从业人员不足 3000 人，至今全国取得心理咨询师（包括二、三级）资格的人数达到 39 万，其中真正能做心理咨询的不到五分之一，而中国心理咨询师真正的需求量约在 100 万左右。中国人不太习惯看心理医生，而在国外，看心理医生就像看头疼感冒，并且纳入医保。国外综合大学都有心理系也开设催眠学课程，而中国大学开设催眠课程的屈指可数。这乃中国临床心理学发展之难！

其二，中国的本土心理学发展更为艰难。

潘菽先生在《建立有中国特色的心理学》一文中，首次明确提出建立有中国特色的科学心理学的目标及途径，被认为是发展我国心理学的纲领。他在提出中国心理学的改造与创新问题上，高屋建瓴地要求必须做到四个方面：即坚持辩证唯物主义的指导思想；理论联系实际；古为今用；洋为中用。潘菽一向最为关注的是我国心理学的发展方向和道路这样一个根本性的问题。他对于发展我国心理学有一个最基本的思想，这就是：我国心理学必须走我们自己的路，建立具有中国特色的科学心理学，以便能更好地为我国的社会主义事业服务。这是他为我国心理学所作出的带有根本意义的贡献。

毋庸置疑，潘菽先生的以上思想，实质上就是一个本土心理学的建设或心理学本土化问题。结合目前我国临床心理学的发展现状，让人遗憾和令人担忧的恰恰是当年他提出的这个根本问题没有获得真正的解决。无论是临床心理学的基础研究还是临床心理学的应用研究无不如此！照搬国外临床心理学的思想、理论、方法和技术，不能在临床心理治疗当中，考虑我国几千年的传统文化、中医文化和现实的政治、经济与生活背景，是我国临床心理学发展滞后的根本原因。

而很多心理学家不以为然，把临床心理学发展滞后的根本原因一味地归因于外界其他因素，这是危险的。这里我再次提出以下几个问题请读者思索：

问题之一，中国历史几千年，临床心理学为什么没有独立发展？

问题之二，国外处处是教堂，中国为什么没有？

问题之三，国外心理诊所遍地都是，如果中国心理疾病和心理问题从总量上看，跟国外应该没有根本区别，那么中国的这些人到哪儿去寻找治疗了？中国的临床心理医师队伍为什么难以发展？中国的心理咨询为什么难以为继？

　　一个根本的问题，中国的临床心理学几乎没有本土化！外来的心理治疗"不服水土"，难以本土化与中国教育体制下培养的临床心理学学生知识结构有关，难以将中国传统文化、社会风俗、生活习惯与心理学整合！可喜的是，本土化已被越来越多的人所接受，并正在探索具有中国特色的临床心理学。

　　其三，中国的催眠心理学发展之难。

　　目前在世界临床心理学发展过程中，精神分析学派、行为主义、人本主义心理学影响最大，被称为心理学的三大主要势力，而在这三大势力之中，精神分析疗法、认知疗法、行为疗法也成为临床心理学应用的三大主流方法，催眠心理治疗根本就不在其中，不是临床心理学使用的主要方法，研究者也非常之少。在民众眼中，催眠术被玄术化、神秘化，难入科学正殿。

　　其实中国古代有关导引、吐纳、炼丹、守神、存想、静坐、坐禅等都与自我催眠有关，如果从这样一个角度来理解，中国的导引、吐纳、静坐、坐禅无论是理论还是方法、技术都要比西方催眠术的内涵与外延要丰富得多。在几千年前，中国古人研究的高明之处，就已经告诉人们一个基本的科学事实：暗示的本质是自我暗示，催眠的本质是自我催眠！

遗憾的是，几十年来，中国不仅没有成立催眠专业学会（协会），发行专门的催眠杂志，就连关于催眠研究的文章也少，更没有催眠研究项目的经费支持，从事催眠学术研究的专门人才凤毛麟角，在中国从事催眠学术和应用研究很难！

其四，出版学术水平较高的催眠心理学系列著作很难。

中国国内 1949 年以后正式出版的催眠术著作，据不完全统计有 130 余本，涉及 80 多家出版社，其中翻译出版国外 46 本，以美国、日本为多。国内作者的催眠术著作中，少有高质量的，内容多有雷同，抄袭明显，甚至还难以超越一些民国时期的催眠术著作，这也是我们计划注释再版民国催眠术著作的原因。

整体分析看，出版社没有系统的出版规划，大多零星出版，且出版的催眠术著作难以全面反映当今世界催眠术发展的主流和概貌。

催眠术经过 200 多年发展，已经进入一个科学催眠时代，中国需要跟上世界催眠发展的步伐，中国的心理治疗和心理咨询需要行之有效的催眠术。遗憾的是，由于各种原因，在目前的中国，要出版学术水平较高的催眠心理学系列著作，一般人不敢问津！此所谓，出版学术水平较高的催眠心理学系列著作很难！

回想 1985 年，我开始攻读中国中医研究院针灸研究生，并涉略中国传统导引、吐纳，其后陆续在杂志上发表了自我暗示与自我催眠和导引、吐纳相关的文章，1990年在广安门医院建立了"气功心理室"。后来又在北京举办过催眠学习班，聘请马维祥老师和当时日本催眠学会理事长加腾隆吉先生讲课。1992年我又去日本参加日本催眠学会年会，1994年又赴日本研修，再次涉及催眠。这么多年来一直在广安门医院心理科从事导引、吐纳与催眠心理的临床研究，沉浸于催眠领域已有26年了。

令人担忧的是目前中国催眠学界鱼目混珠，良莠难分，出现了一些"灵修"、"催眠前世"、玄术化等不良现象，甚至诱发了犯罪。

2012年春的一天，张伯源老师打电话告诉我：山西张守春先生和山西科技出版社拟策划出版一套催眠心理学丛书，要组织一个编委会，张老师推荐，希望我来出任主编。我初步答应了此事，并专门赶到山西参加"催眠心理学丛书"编委会议，与张守春先生和出版社王主任面谈，同时认识了编委会的成员，感触颇深。正是这次山西太原之行，坚定了我参与这件事的决心，原因之一是张守春先生对催眠学的执著追求，他几乎搜集到了中国已有的从民国到现在在中国出版的各类催眠书籍（包括翻译的国外催眠书籍），可能家中已经是中国一个最大型的催眠书籍图书馆了；原因之二，张守春先生组织了全国心理学界（包括港台）几十名专家和教授，组成编写委员会，并且在比较国内外催眠心理学界学术的同时，认真研究了中国催眠心理学发展的过去、现在与未来，提出了初步的编写方案，这在中国历史上尚属首次；原因之三，山西科技出版社对出版这套催眠心理学丛书从社长到编辑的强力支持。但这次"晋遇"之行，我也深切感到催眠心理学业界的问题依然较大，离我们想象的催眠学术还相距甚远。也正因了这份责任和义务，在编委会议上，我谈了对催眠心理学的一些观点，提出了关于编写丛书的思路，得到了编委会专家学者的基本认可，更加坚定了我的信心。

借此催眠心理学丛书出版之际，我和我的同道们殷切期望它在中国催眠心理学乃至在世界催眠心理学发展史上达到以下目的：

1. 对中国乃至世界过去的催眠心理学术发展作一次认真的总结，提取对中国临床心理学和催眠心理学未来发展有益的历史经验与学术精华。

2. 全面、系统地展示国内外催眠心理学的理论、催眠诱导方法和临床治疗技术，为探索我国催眠心理学理论研究的方法和技术提供借鉴。

3. 向大众普及催眠心理学的科学知识，促进催眠心理学在各行各业的应用；同时，提升催眠心理学的学术理论水平，进而促进我国催眠心理学理论、方法和技术的全面发展。

汪卫东

于北京开阳里

序 一

我与连峻博士相识于十年前，当时我俩都在一个催眠师培训班上授课，之后又有多次合作。连峻博士俊逸、文静，给人一种始终在思考的印象。他早于2002年便开始构思，让催眠者与被催眠者亲临实境，在当场体验中修正并立即解决困扰的"催眠现场体验治疗法"。这种催眠治疗新法的提出，是基于过去的催眠治疗成效通常需经过一段时间，或回到生活之后才能知道建议及暗示是否发挥作用，在诊疗室内不易判定实际疗效，因而容易出现盲点。"催眠现场体验治疗法"则是在诊疗室内对患者经过催眠治疗后，再将患者带到造成困扰的实际地点或情境，并即刻继续施予催眠暗示或建议，由被催眠者的反应以获知催眠治疗方法是否得当和具有改善效果。若成效不佳，即可现场修正后再做一次，直到获得改善为止。毕竟催眠的成败是在于病患回到现实世界中能否健康地生活，而不是在于只满足于诊疗室座椅上对催眠过程的完成，以及在空谈式的幻想中解决疾病。譬如治疗"幽闭恐惧症"患者，就可以先予催眠治疗后，再带到造成患者恐惧的密闭空间，再施予各种适当的催眠治疗，以消除其恐惧感。这样，催眠治疗就不会仅停留和满足于诊疗室内，从而使患者对催眠有更实在和正面的体会。

连峻博士提出的"重申、重整、重生"概念对不同学派的催眠治疗师也颇有启迪性。这个催眠理念可以说是一种探讨自我的过程，由于比较温和、渐进，没有高深理论，学习与治疗的对象也没有年龄上的限制，因而在催眠治疗时可以融合应用，以逐渐成为自己在催眠治疗上的风格。将"催眠现场体验治疗法"与"重申、重整、重生"理念结合起来，不仅能提高催眠治疗的效果，也能使催眠治疗得到新的发展，甚至出现新的趋势。

对于广大催眠治疗师而言，即使是记忆力不好的治疗师，只要写下连峻博士在书中提到的六大要点，跟着步骤做，也可以顺利完成治疗程。其好处是既方便正规训练的治疗师对病患有一个清晰的了解，又能给那些没有心理学基础的治疗师，在实际操作中的每一个步骤提供指引，以避免犯错。

连峻博士是位对专业十分执着的年轻催眠治疗专家，希望他在催眠治疗的理论研究和临床治疗上日后取得更大的成功。

傅安球

2014 年 12 月 27 日于上海

序 二

从医学心理与生理心理视角看

《催眠现场体验疗法》和"重申、重整、重生"概念

连峻博士的新著邀我作序，作为门外汉，未敢接此重任。他示我以"催眠现场体验疗法"以及"重申、重整、重生"概念的要义，并要我为此写上几句。盛情难却，作为教了几年医学心理学及生理心理学的生理学教师，谨以此学习心得交差。

催眠治疗是催眠治疗师与来访者的一种社会性互动，来访者因某种心身障碍求助于催眠治疗师，催眠治疗师针对诉求，通过语言暗示对来访者进行认知调整（纠正不良认知、指导建立正确认知），是一种特定的心理治疗，从医学心理学视角看，催眠治疗师与受试者的互动就是一种医患关系。医学社会学对医患关系模式有多种分法，常用的

是 Szasz—Hollender 根据医、患双方在医疗决策中的地位和主动性将医患关系归纳为：主动－被动、指导－合作、共同参与三种方式。这种模式既可用于对待不同患者，也反映了人们医患关系认识的进步。关于催眠治疗，早期的 J.Braid 和 H.Berheim 主要采用消除症状的直接暗示和治疗性松弛，E.R.Hilgard 的"状态理论"，M.Orne 的"恍惚逻辑（trance logic）"等都是以催眠治疗师为主动，受试者是被动的；而以 Milton H.Erickson 为首的 Erickson 学派则强调催眠治疗师与受试者的合作关系与交流。至于"催眠后暗示"则表明在催眠治疗中早就包含了"共同参与"因素。

连博士的《催眠现场体验疗法》"是指治疗师引导求助者，在催眠状态中亲身经历、体验、进而根本解决困扰的方法。"在医学心理治疗中"系统脱敏疗法(systematic desensitization threpy)"和"满灌疗法（flooding therapy）"也有"现场"的含义，但连博士的"现场体验"在催眠治疗中的应用还包含疗效评价，更添新意。如今各种治疗手段的交替应用，比较普遍。催眠作为一种辅助治疗手段已被一些临床医学应用（催眠麻醉、镇痛、助产等）。而认知－行为疗法、经络理论等也已被引入到催眠治疗中，这种互补式嫁接的应用值得推广。

重申、重整、重生是"一种探讨自我的过程"。重申就是"认知"（自认心身有异常，需寻求治疗师的帮助）；重整是调整认识，通过理清问题，调整心理困扰，这应该是催眠治疗的核心内容；重生是问题得到解决。由此可见，这个"三重"概念是《催眠现场体验疗法》实施方案和操作过程。从生理心理学视角看，虽然受试者自认心身异常，主动来访在先，但患者的自我认识不一定正确，所以重申还需要催眠治疗师的专业引导与判断。这是一个催眠治疗师对来访的受试者通过催眠术进行诊断、实施治疗的过程。

"催眠是一种社会交往，是催眠师通过暗示指令受试者以富有想象力的体验改变意识性知觉、记忆、行为的随意控制"（Kihlstrom，2008）。据此，我从生理心理角度将催眠治疗的神经机制解读为"受试者通过对催眠治疗师言语（口头语言）暗示的理解来改变认知、调整思维、落实行动的过程"。下面我从几年前讲生理心理学时所学的"言语理解"及"认知功能"脑机制的的粗浅知识说上几句。

言语的理解依赖于听觉信息转换成可被了解的脑过程。根据神经病学模型研究，跨皮质感觉失语症（transcortical sensory aphasia）是一种左侧大脑外侧裂广泛受损的失语症，损伤累及 Broca 区、Wernicke 区、弓状纤维等，患者的语言生成与理解能力严重受损。单纯 Broca 区受损主要是失语（言语缓慢、费力和不流畅）对言语理解仅稍有影响；弓状纤维受损的特点是言语流畅、理解良好，但重复能力极差。各类失语症患者的研究发现，对言语的理解还涉及联络区皮质、皮质下结构、基底神经节和丘脑底部等脑区。对临床失语症患者的神经病理学研究表明，言语的功能主要偏向左侧半球。但脑功能成像研究提示，非优势半球也起作用。但对这种双侧大脑半球激活仍有争议（因为言语包含声音和词义，声音可影响两侧听系统）。

对言语的理解不仅要"闻其声"，还要"会其意"，即要对"词"作出"语义判断"（semantic decisions），这个过程就需要从记忆中提取概念信息。在研究执行提取任务时的即时脑功能成像记录表明，在语义提取时最明显的效应是下额区（inferior frontal area）的广泛激活。还涉及左侧中、下颞区，左侧角回和小脑，而左前梭状回及左前额皮质也有较弱反应。

关于重整、重生，将涉及认知改变、思维调整、行动落实等意识性动态过程。当前认知神经科学的研究技术，虽然已经发展到PET、fMRI等脑成像技术，可以直接观察到与知觉、注意、记忆、思维、想象、策划等意识过程相关的脑活动，但也仅限于一些固定的测试（如Stroop色－词测验，Go-No go任务等），对于催眠治疗这个涉及通过言语暗示对意识或潜意识领域进行认知调整的动态意识过程来说，目前的研究也仅表现在相关脑区的激活和神经网络的联系，而要从有形的脑区活动资料来说明无形的认知转变的意识问题，还是离不开研究者的主观推断，而且研究资料越多，学者们对意识问题的解读也就越紊乱，所以有人说目前的研究最多只是触及这个问题的皮毛。

最后，我祝愿连峻博士在第一线的实践中，以"海纳百川"之胸怀，通过仔细观察和慎密思考，采各家之长，再创新作。

徐　斌

于苏州东吴绿郡

2014 年 12 月 5 日

4

自 序 一

《催眠实境体验法》一书，2009 年在台湾出版后，2012 年又由山西科学技术出版社和山西省吕梁科学院心理研究所张守春所长（国家二级心理咨询师）开始重编，书名改为《催眠现场体验治疗法》。

过去几年"重申、重整、重生"的概念除了供治疗师一个参考外，更发展至家庭教育，帮助父母了解小孩在成长中出现问题的原因，和导引出解决问题的方向，这可算是我的额外收获。

有不少催眠师尝试了"催眠实境体验法"之后，跟我说，现在才真正知道什么是催眠状态。我暗想，那你之前真的在做催眠吗？当然我也很高兴他们透过"催眠实境体验法"，终于知道了什么才可以叫催眠，这也不错。

这次再版，很高兴上海师范大学傅安球教授为我写序，真是非常兴奋。与傅教授相识于2004年，当时我应邀到上海和他一起教一个催眠课程，合作了几年，虽然见面不算多，但互相都有彼此关注，学生见我都会说一句，傅教授催眠术示范很酷。

另外要多谢《催眠心理学丛书》副主编、苏州大学徐斌教授写的推荐，认识了几年虽没有碰面很多次，但经常电邮联系，我一直以为徐斌教授是60岁左右，到这次合作才知道他是80后。身体的健壮和知识的丰富，很容易在徐教授身上找到，也难得他不嫌弃我常常找他麻烦。

当然要谢谢张守春老师，在之前提供了中国催眠资料给我完成在台湾的第一次出版，及后又促成山西的出版一事，真的付出了很多精力和时间，我真的要向你致谢。刚刚才发现我们每次见面都是在不同的城市，在此期待着下次在另一个城市的相聚。

最后也谢谢我太太的体谅，我的工作时间长，但回报不多，谢谢她的默默支持。

这是我在大陆、香港和台湾出版有关催眠的第七本书，希望这书能为中国的催眠学带来一点新的参考和方向，也欢迎同业多多联系。

连 峻

2014 年 12 月 25 日于香港

自 序 二

    这几年间，海峡两岸及香港的关系越趋紧密，不论政治或民生都有很大的改变。而我以一个香港人的身份，写在大陆、台湾的工作见闻，甚至是海峡两岸及香港三地在心理及催眠上的异同和发展。因在我之前没有人写过类似的内容，所以找数据时比较困难，除了陆陆续续从网络、各地书店、报章、大学及政府的图书馆收集，好友山西省吕梁科学院心理研究所张守春所长（他也是心理医师），提供了部分内地的数据，都是一些有价值的孤本内容。而若读者有更详细资料，也请跟我联络分享，望能集中整理，编写出更完整的催眠发展史。

    书中所提到"重申、重整、重生"的概念，是放诸四海皆准的催眠原理，更是一个过程，一条迈向人生健康，探讨自我的必经之路。不同学派的治疗师也能运用自如，融入自己套路；对求助者的要求也没有年龄的限制，是比较温和及渐进式的方法，让治疗师能够与求助者同时成长。

本书提及的"催眠现场体验治疗法"，希望可以带出一种能够看到显著效果的催眠治疗。以往催眠治疗要看出改变，都必须等到求助者再次遇到困扰时，才知道治疗的成效、建议及暗示之使用是否正确。如在一般催眠治疗上加上催眠实境体验治疗法，可以令求助者和治疗师现场知道建议及暗示生效与否，改善程度怎样，并可以立即修正，对求助者而言是完全实在的实时改变。唯这疗法一如其他方法一样，并不能解决所有困扰。其实对于不同求助者、不同问题和不同治疗阶段，最好应用不同疗法才可真正解决求助者的问题。

感谢曹慧玲小姐帮我在台湾四处张罗，并引介我与元气斋林社长认识，让新书得以面世。虽然与林先生见面次数不多，但电子邮件往来的次数却不少，林先生对出版的热诚和对书中内容细微处的提点，令我获益良多。

这是我首次将"催眠现场体验治疗法"和"重申、重整、重生"的概念放到治疗室以外的地方。第一次到香港以外的新领域出书，希望能给台湾的读者一些新的尝试，开拓催眠的新领域，更希望能够打破四面墙的藩篱，与有兴趣的同好一起分享、学习，也望能打破三地的地区文化隔阂，以爱治疗每个求助者。

导 读

　　连峻博士在香港做催眠心理治疗已有多年，是美国催眠医师考试局中国分会主席、英国专业催眠及心理治疗协会香港分会主席、香港催眠医师及心理治疗师工会主席、香港临床催眠学院校长。我与他的相识是在 2008 年北京第五届世界心理治疗大会上，当时，连峻博士以香港学者身份出席，并在分场会议做"催眠现场体验治疗法"报告。会下，我们就催眠进行了交流，当时连博士说，他正在撰写一本催眠术的书，希望透过我了解大陆的催眠历史。正巧我在研究中国催眠术历史，便将中国大陆 1949 年以来催眠术相关历史资料提供给他。其后我到香港又专程拜访了他，了解了他在香港的催眠心理治疗和培训情况。2009 年，连峻博士的催眠术著作在台湾出版，也就是本书。

　　连峻博士在大学兼修经济学、心理学，在学习心理学时对催眠术产生了浓厚的兴趣，进而远赴英国钻研催眠治疗，获得英国埃塞克斯临床催眠学院讲师资质，后来在香港创办了临床催眠学院传播催眠知识，并担任大陆清华大学和南方医科大学讲师，更兼任多家机构的催眠心理顾问。多年来已出版了《催眠师的心情角落》《催眠 X 档案》《催眠解码》《催眠：你的我的他的另一半》《催眠现场体验治疗法》等书，在香港还受到媒体多方采访报道，有很强的社会影响力。2012 年，我与王跃平老师策划组织了中国首届催眠师大会，也邀请连峻博士参会，他带来了香港催眠戒烟的宝贵经验，为烟民摆脱烟瘾提供了新方法。

《催眠现场体验治疗法》是连峻博士在催眠治疗实践中总结出的一种催眠治疗技术，一般的催眠治疗现场无法检验治疗的效果，需要在等一段时间或再次遇到困扰时，才能反馈催眠治疗的效果和催眠暗示的恰当与否。而催眠现场体验治疗法的特点是可以现场反馈，并可及时修正催眠治疗的暗示，现场检验催眠治疗的效果，使催眠治疗的效果更佳，这是传统催眠术所不具备的，值得我们推广学习。

全书共四章，第一章介绍了东西方的催眠历史，对海峡两岸、香港三地及日本的催眠做了阐述。一般读者对催眠历史知之不多，对香港和台湾的催眠历史就更是鲜为人知，本书给出了一个历史轮廓。第二章介绍了催眠治疗的准备、引导及判断催眠深度。对催眠前药物、酒精和过饥过饱及过于疲劳均不宜催眠；对催眠师成功的技巧，如催眠语调、节奏和语气等详尽介绍；对催眠中一般不易注意到的催眠现象，如针刺感、身体变形、心律减慢、痒、极度敏锐等特别做了重要提示。第三章介绍催眠治疗中重申、重整、重生的步骤和实际案例。重申就是求助者有"病识感"，意识到自己出现异常；重整就是梳理心理异常的来龙去脉，帮助修补心灵缺失漏洞；重生就是经过治疗，修补缺失后回归健康，生命获得重生。第四章介绍催眠现场体验疗法和治疗范例，这是本书的重点所在。作者用六个案例来详细说明催眠现场体验疗法的实施步骤和要领，让读者看明白了如何在催眠治疗中使用现场体验疗法。

最后的附录介绍了作者早年及在台湾参与观落阴的情况，并试图用催眠来解释这种现象。其实，在大陆的今天，仍然有边远地方的一些人相信类似观落阴的活动。虽然大家认为是迷信，但又无法做出合理的解释，而连峻博士作为专业人士，用催眠的机理解释了观落阴的现象，不失为一把打开迷信门锁的钥匙。

全书从一个职业催眠师的角度，诠释了催眠现场体验疗法的详细操作流程，并运用实际案例说明了催眠现场体验疗法的治疗过程和效果，为催眠心理治疗提供了一种有效的新方法。本书具有很强的实用性，值得广大催眠师学习参考。

催眠术1896年从西方传入中国至今已有118年的历史了，随着中国经济的快速发展，社会心理问题日益突出，传统的心理治疗效果存在不理想的问题，亟需探寻高效的心理治疗技术，而连峻博士多年研究的催眠现场体验疗法，不失为一种效果更佳的催眠治疗技术，能在大陆出版专著推广是大众的福祉。

执行主编　张守春

目 录

写在前面的话

催眠的误解及疑虑

相信不少人都曾经在电视上、电影上看过有关催眠的桥段。若问人们催眠是什么？十之八九的人可能会回答："神秘、迷惑人心、怪异，感觉好像魔术师变戏法或障眼法。"事实真是如此吗？这或许是电视、电影情节太过深入民心了，导致大众对催眠产生过多误解。虽然"催眠"对大众来说，已经不再是一个陌生的词汇，但大众对催眠的应用仍存有疑虑，无法真正理解。其中一个原因，是治疗师将其他疗法混在一起使用之故。实际上，催眠已广泛被运用在各方面的治疗中，只是接受治疗的病患不一定察觉得到，治疗师也没有分门别类、解释进行程序与适用的理论给患者知道，才会引起不必要的误解。

催眠治疗师有如计算机维修人员

我常在演讲与教学时，做以下这项关于催眠的比方：当计算机突然关机、当机、按功能键后没有反应，或做出错误、奇怪的反应时，大概只有两个可能：不是不会使用计算机，就是计算机坏了、中了毒。而当计算机维修人员前来检查，或许会发现是计算机零件坏了，也可能是感染病毒了。为了使计算机恢复正常运作，用户或会要求更新零件，或者要求"扫毒"，并删去所有感染病毒的档案，甚至为了"保险起见"，还会要求维修人员安装最新的防病毒软件，以免日后再度感染病毒，而被破坏。催眠治疗师的工作与计算机维修人员没有两样，计算机维修人员用程序语言指示计算机，恢复其正常功能，感觉好像轻而易举，但对计算机维修没有概念的人，可能完全不明白那些指令的意思。催眠指令也一样，治疗师从患者的潜意识下手，找到问题根源后，再设法除去异常反应，同时避免以后再发生类似的入侵事件，整个过程就好像计算机工程师处理当机问题一样。

说得简单一点，患者像是被黑客入侵的计算机，被扰乱了正常的运作，要恢复正常，便必须仰赖治疗师使用催眠指令，修正并防范先前的混乱情况，使患者恢复正常。

不能强迫人做不愿意的事

报章上经常会出现一些骗案，说某天在街头跟陌生人谈话之后，被带到提款机前或家里，任人把其财物取走。事后这些苦主都会诉说是被骗子催眠了，当时没有意识自己在做什么，因此在不知情的情况下按对方的指示把财物、积蓄都交到对方手上。听起来好像催眠师都有莫大的法力，可以随心所欲。事实上这也是大多数人的误解，以为催眠师可以随意操纵被催眠者的行为，令人把自己的秘密和盘托出。但我必须强调，倘若一个人不想接受催眠，能力再强的催眠师也无法将其导入催眠状态，更莫说是控制他人行为举止。

实际上当一个人被催眠之后，仍然可以控制自己的行为与说话内容，不会将不愿让人知道的秘密泄漏。换句话说，催眠无法让人做出违背个人意愿或是本身所抗拒的事。甚至当催眠师给予违反世俗价值观或道德观等暗示，受催眠者依旧能够抗拒。故催眠师没有能力控制受催眠者，甚至让其做出不道德的行为。

正因为催眠师无法催眠非自愿受催眠的人，所以街头的催眠骗案，并非如大家所揣想，甚至当事人所描述的，以为催眠师能随意迷惑人心、控制行为，而是牵涉了很多不同因素，包括当事人天真的心态、贪念、不可告人的交易或秘密，甚至一些其他的辅助工具（如电影中迷魂大盗常用的迷烟），令受害者原有的意志和信念受到动摇。

反过来想，如果催眠师的力量真是如此强大，能够在任何地方催眠任何人、做任何事，那么大家为何不一起去学习催眠？只要政府官员能够催眠市民，就不会有游行请愿；穷人能够催眠富人，就可以获取金钱；小孩可以因父母的催眠而变得乖巧，甚至夫妻催眠对方就不会有离婚和外遇发生了。

早已用于精神科临床治疗

很多人看到电影演出，如没有催眠师的引导，被催眠的人会永远停留在催眠状态之中，便开始担心若被催眠会醒不过来，甚至永远停留在催眠状态里；或者以为催眠等于睡眠。其实催眠并不等于睡眠，当我们每晚进入梦乡前的一段短暂时间，感到全身放松之时，便是一种催眠状态。当人进入催眠状态，就会透过感官，包括听觉、视觉、嗅觉、触觉等等，去感应四周发生的事，所以催眠状态和清醒时的生理状况其实是很相似的。人在正常情况下，几乎每晚都会睡觉，催眠只是进入睡眠的过程，又岂会一觉不醒呢？所以催眠之后，在没有催眠师的引领下也会醒过来。

另外，催眠有时的确会引起求助者的强烈情绪反应，所以必须找受过专业训练，又有合格证照的催眠治疗师进行，才能确保整个过程安全，而且不会对健康构成任何不良影响。这些误解，单纯地想，倘若催眠真是如此危险，相信各国政府早已立法禁止任何人使用催眠，更不要说美国联邦调查局、苏格兰警场，以及香港、台湾的警察等，常借助催眠来查案了吧。

实际上，催眠的确有其正面的效用，所以许多国家都有催眠师，很多大学也开办催眠入门课程，我们只要有充分认识、保持正念，了解催眠理论、催眠过程与可能出现的反应，就不会心存疑惑了。不仅如此，若能妥善运用，催眠确实有助于矫治多种心因性疾病；作者就曾经与彰化秀传纪念医院的精神科医师研讨，治疗过很多患者，可见"催眠治疗"绝非空穴来风。

为什么催眠可以应用在精神治疗之上？那是因为催眠也是一种心理暗示与反应，催眠术就是运用另一种形式的心理治疗技巧，经由暗示，从潜意识中解开问题症结，从而消除恶癖或心因性疾病。

催眠与心理学密切相关

大家都知道，当代心理学只存在一百多年历史，不过这是指有系统、有研究统计数据的的理论基础而言。事实上自有人类以来，心理学便已经存在，举凡人类的一切精神与行为模式，几乎都与心理学有关，包括情绪起伏、行为学习、人际互动等；甚至可以说，任何动物都有其特定的情绪与行为模式，都跟心埋学扯得上关系。

养过宠物的人都知道，宠物或家畜也有情绪问题，它们若情绪不稳或不开心，也会影响食欲。人类更是情绪性动物，情绪落差大时不但可能降低食欲，还会广泛影响工作、家庭、朋友与日常生活，形成骨牌效应。一旦情绪失控，出现种种异常现象时，四五十年前很可能被认为是精神病，因而送进医院治疗（例如，过去就有更年期女性因为情绪起伏过大，而被家人强制送医的例子）。更早之前的中国传统旧社会，由于受到"家丑不外扬"的观念影响，如果家人或亲朋好友出现情绪问题、不良行为、怪异习惯等，更可能被视为灵异作祟而被关在暗无天日的房间，甚至手镣脚铐加身、被虐打，或者因无法解脱此种困境而抑郁自杀；要是恶化为精神疾病，则可能攻击他人、变成严重的社会问题。事实上，这些问题只要用药物、心理咨商（或心理治疗），或其他方法都可以改善或解决，不必变成悲剧收场。而"催眠"正是近百年来最受重视的心理治疗方法之一，受过训练的催眠师可以经由暗示与消除技巧，从患者的潜意识中有效改善或消除其心理困扰，从而恢复身心健康。本书介绍的"催眠现场体验法"，就是结合心理学、精神医学与催眠学，从现场体验中改善不适的新方法。坊间很少有人谈及，值得学习。

第一章
浅谈东西方催眠发展

催眠术很早就在人们的生活中出现，根据学者与研究人员的考证，至今至少已有两千多年的历史。但过去因为缺乏有系统的文字记载，只靠宗教或有经验者口传心授，为了吸引人或达到特定目的，有时难免掺杂一些神秘色彩，但这些可能都只是催眠的原始技巧、形态或应用，真正有系统的整理出来，甚至建立理论基础，都是最近几百年的事。

从现有的文献资料来看，与催眠术有关的最早记载可能是我国的"祝由术"，或武侠小说的"定身术"；其实严格说起来，很多传诵千古的历史故事可能都带有催眠术的技巧在内，例如道士带唐明皇游月宫、唐玄宗思念杨贵妃、汉武帝夜会李夫人、关公刮骨疗毒，等等。流行于民间的催眠术比较常见的如"降青蛙神""请竹篮神""请扇子神""关亡""观落阴"等，据我看也都是催眠术的一种。为了体验"观落阴"的情境，笔者还特别带学生到台北六张犁亲身参与，可惜的是由于语言隔阂、必须由人转述指令的关系（法师以闽南语下指令引导，配合木鱼声；而我长居香港，闽南语不通），笔者并无法体验"到地府会亲人"的情景，这段经验将于稍后的章节中提及。

一般认为催眠理论的系统化主要由西方开始，最早可以推到 11 世纪的"御触"，不过真正具有现代催眠术的雏形应该是 16 世纪以后，甚至是 19 世纪以后的事了。

东方五千年前就有催眠术

定身术

从很早期的传奇小说或近代武侠电影中，都可以看到"定身术"一词，亦即只要用双眼凝视对方，口中念念有词，再动一动手指，便可使人身不由己地呆滞直立不动；有些武术家或中医师认为这可能是"点穴"的一种，其实从催眠的角度来看，这与暗示、催眠所呈现的状态有许多相似之处，但因为欠缺有系统的文字记载，究竟定身术的实际起源和发展如何已无法查考，只能从一些古籍中推敲。就我的认知，定身术应为催眠术的应用殆无疑义。

"祝由"为最古老的催眠术

在《黄帝内经》《唐逸史》及白居易的《长恨歌》中，都曾出现和催眠相关的记载。其中以《黄帝内经》中的"祝由"之说最古老，可说是最早的催眠术记载。

《黄帝内经》记载："祝者，咒也；由者，病之因由是也。"用现代的话说，"祝"就是"祝祷"或祈求，"由"则指病因、病由；"祝由"就是根据病因之所在，用祝祷、祈求鬼神赐福的方式以达到治疗目的。其方式类似巫术，做法则与催眠差不多。根据相关典籍的描述，祝由（祭典）开始时，具巫师身分的卜官（乩童），会先用青铜制成的杯器饮用大量加热过的酒，待青铜与酒精加温之后引起了化学变化，对大脑产生麻痹作用，使人进入一种无意识的幻觉状态后，卜官便突然像神明附身一般接通了天界，可以开始施法及占卜，为人说休咎、治疗精神性疾病。

据催眠专家、中国经络催眠项目考评委员会副主任卜文智教授说，就心理学来说，真正的催眠治疗心理学，融合了儒家文化、中医经络、哲学、社会科学等文化为一体。他认为"祝由"是指用"祝说病由"的方法治疗疾病，"祝说"就是祈求鬼神消灾解厄，为病者解除疾病的痛苦。祝由的概念很广泛，使用的方法包括禁法、祝法、符法、咒法、中草药、催眠疗法、暗示疗法、心理疗法和音乐疗法等等，但主要是以符咒、禁禳来治疗疾病。

有些病虽然已经找到病因，但仍然无法透过祝祷方式除掉病魔，就表示"祝法"在病者身上起不了作用，要改用"禁法"或"咒法"，或配合药物进行治疗。

"禁法"，即利用咒语以及念咒的次声波所产生的力量，来限制病情的发展，以祝由师的良性生物磁场以抑制病情，或让病灶愈来愈小，最后消失于无形，使患者恢复健康。

"咒法"，指祝由师利用威力强大、具攻击性的咒语，将病魔驱逐出人体。这些咒语为练功到一定程度的人所发出的声响，以次声波为多，可以对人体产生共振，因而达成良好的治疗效果。

　　卜文智教授表示，传统上对祝由师的要求很高，必须严守很多戒律，譬如在为人祝祷前要先沐浴、斋戒百日，以保持内心平静，心无杂念，才能与鬼神沟通。还必须令祝由场达到纯正境界，没有其他邪念干扰，以提高疗效。祝由师必须修炼特定气功，以提高自己的人体能量场，如此才可以借由咒语、符图的力量驱使鬼神，以治病驱邪。

　　但由《黄帝内经》中记载的中医理论来看，人是食天地之气而生，很容易"内伤七情"，即出现情绪中的喜、怒、忧、思、悲、恐、惊困扰，更可能"外感六淫"之邪，亦即受到风、寒、暑、湿、燥、火的影响而生病。这些因外感六淫、内伤七情所诱发的病症，有时起病不规则，病情的发展也不典型，在医药不发达的年代里，一切归诸于鬼神作祟，因而让祝由术有了可乘之机。事实上"鬼神致病"为外感与内伤所致，也是人的心理因素作祟，并非真的是由神鬼造成的。如果说祝由有其效用，那是因为祝由师运用大自然的能量冲射病变部位，使其排出病邪、浊气，同时补充元气，调理五脏六腑的功能之故。

　　卜文智认为，过去祝由术多用来解除心因性疾病，其作用有如现代人的祈祷或求神问卜。现代虽然医药科技发达，有些知识分子在罹患恶性肿瘤，而现代医学无法治疗、连医师也束手无策的时候，一样会想去求神问卜，这正是"祝由"流传了几千年，一直没有消失的原因。他认为祝由是一种心理治疗，因此不要对气功、祝由等抱持怀疑心态，宇宙间还存在着很多不可以现代科学解释之事，有时心诚自然灵，确实可能具有改善或延缓病情恶化的效果。但以"祝由术"治疗时需全身放松，才能与大自然沟通讯息，"不过严重外伤、晚期扩散性癌症、遗传性疾病、心脏病、精神病均不适合接受祝由术治疗。若试过一阵子无效，也不要执著，应另觅中西医诊治，才不会延误治疗时机"。

由以上的分析可知，国人早在五千年前就已有催眠的形式，而且早就用"祝由术"进行催眠治疗，可以说是我国最早的催眠术。

唐明皇夜游月宫

《唐逸史》中的《仙传括遗》提到："开元中秋夜，明皇于宫中玩月，罗公远奏曰：'陛下莫要至月中否？'乃取杖掷之，化为大桥，其色如银。请上同登，行至大城阙，曰：'此月宫也。'"

在《初刻拍案惊奇》中，也提到唐明皇在月宫中看见一块"广寒清虚之府"的金字匾额，又从宫中仙女处学了《霓裳羽衣曲》。

虽然这些都是小说或民间传闻，但据现代人的考证，罗公远当时可能使用了催眠术，使唐明皇在暗示下出现各种奇异的幻觉；也就是说，"唐明皇游月宫"应该是催眠后的表现，唐明皇在月宫中所见、所闻，以及醒后的创作，实际上应该都是他开发了潜意识中的特有能力，而不是看到仙女跳舞后的灵感。

类似的情况在我国的野史与传奇中时常可见，例如传说周穆王看见西天神仙下凡，能忍受烈火、穿越金石等记载等，都可能是在被催眠下产生的幻觉。

唐玄宗回忆杨贵妃

在白居易的《长恨歌》中提到，唐玄宗曾因想念杨贵妃而找来临邛的道士鸿都客，运用催眠方法，回溯出唐玄宗过去对杨贵妃的记忆，以解唐玄宗相思之苦。

其他如汉武帝因思念李夫人，而请方士让他得以在暗夜布幕中惊鸿一瞥，后人认为这就是现代电影的雏形。

关公刮骨疗毒

《三国演义》记载，关羽中了毒箭后，请华佗为其刮除、治疗。当时关公自恃勇猛，不用麻药即径行开刀，神色自若地下棋、饮酒，任凭神医华佗割开其臂膀，刮除骨头上的箭毒。后人认为，从催眠的角度来看，关公疗伤时感觉不到疼痛，是因为华佗对他使用了"催眠麻醉"的技巧，引导他进入深度催眠状态，使大脑释放出脑内啡，因而阻绝神经元将疼痛讯息传往大脑，才不感觉疼痛。但无论如何还是相当勇敢。

民间常见请神、关亡与观落阴

中国催眠术的应用最早出现于寺庙中，催眠术经常会被运用来传教、治疗疾病或占卜。经过自我催眠后，他们看起来就像神灵附体一样，可以与信众沟通，甚至长针穿过脸颊也不觉得疼痛。如透过集体催眠术，还可使信众们集体陷入催眠状态；再经由暗示，甚至可以使信众彷佛听到神的指示，看见神的真身。

民间常见的催眠术包括"降青蛙神""请竹篮神""请扇子神"

"关亡""观落阴"等。

降青蛙神

"青蛙神"乃古代百越族的丰收之神,他们以种植水稻为生,经过长期的观察与经验,发现青蛙的某种特殊叫声可以预示雷雨即将来临,因而认为青蛙可以呼风唤雨,如果崇拜青蛙神即有助于五谷丰登、农业收成丰盛。如果雨水不足、稻作生长不良,就以特殊仪式祈求青蛙神降临,希望能赶快降下雷雨,以免农作枯萎。要是该年雨水丰沛、稻谷丰收,那秋季时亦请青蛙神降临,接受人们的献祭。这种仪式就称为"请青蛙神""跳青蛙神"或"降青蛙神"。由于民间传言尚未成年的男童具有元阴元阳,代表纯洁无瑕,为了显示虔诚之心,这个请神仪式一律由男童为主角,而且非他不可。到后来"降青蛙神"变成一种男童间的集体游戏,就像有一阵子学生很喜欢玩"碟仙"一样,有时也许心中有疑惑之事想祈求指示,但绝大多数只是好奇,想验证一下是否真的有"青蛙神",甚至可以借此整一整特别调皮的孩子。

"降青蛙神"仪式(*游戏*)开始时,男童们围成圆圈席地而坐,然后挑选一名比较容易被催眠或接受暗示者,闭目静坐于圆圈之中。孩子们先焚香祈求青蛙神降临,然后不停唱着咒语式的歌谣。坐在圆圈中的孩子闭目专注聆听其他孩童的声音,不久之后即进入迷茫昏沉状态,表示青蛙神已经降临;接着就像青蛙一样四肢着地,四处弹跳。四周的男童一面唱着歌谣一面围着保护"青蛙神",以免男童跳到水池中而发生危险。过一阵子之后再请有经验者烧符念咒,请青蛙神退去,此时只要轻声呼叫男童的名字,他就会悠悠清醒过来，但对自己先前的行为毫无记忆。

从催眠学的角度来看，焚香祷告、请青蛙神的仪式本身就是一种暗示，歌谣或符咒则系催眠语言，而最后叫他名字则与催眠中的"醒觉"方法相同。早年台湾农村在秋收过后（通常利用中秋夜），也偶尔有人"观青蛙神"，但现在几乎已经绝迹。

请竹篮神

相对于降青蛙神，"请竹篮神"则以女孩们为主导。仪式开始前，先取一个竹篮，穿套上人的衣服，再在竹篮的把手（手提处）系上一个椰子壳，就好像人头一样；篮子的中下方则绑着一双竹筷，代表两只手。接着挑选一名易受催眠的女孩，用双手捧着竹篮，坐在围成圆圈的众女孩之中。

主事者先焚香祷告、祈求竹篮神降临，之后即将香插在竹篮上。周围的人开始反复吟唱"观篮备神"之歌，坐在中间的女孩微睁双眼、注视着袅袅香烟，全神贯注地听大家唱歌，心无杂念。不久之后，脑筋即渐渐变得昏昏沉沉起来；等到双眼紧闭、整个人呆滞不动，只有竹篮轻轻左摇右晃时，表示竹篮神已经降临。如果一直无法进入这个状态，那就持续唱"催神曲"，一直唱到竹篮神降临，竹篮左右晃动为止。

当竹篮神降临以后，周围的人可以任意发问，请竹篮神解答。提问时必须同时要求回答方式，如"正确时筷子上下点三次"；若答案正好相反，则竹筷会如摇手般左右摆动。要是答案与数字有关，亦可要求以竹筷的摇动次数作为回答的信号。因为竹篮神无法开口说话，所以要问得有技巧，就像是非题或选择题一样，只能回答

"是""否"或"多少"，这是美中不足之处。

当活动近尾声时，主事者开始带领女孩们唱"退神曲"，请竹篮神退去；最后再轻叫捧着竹篮的少女姓名，她就会立即醒过来，对自己先前的行为一无所知。这也是早年农村社会女孩子们的游戏或"解惑"方法之一。

请扇子神

在中国四川，还有一种名为"请扇子神"的民间游戏，方法是在夏日天气闷热之时，取一把旧扇令参与者凝视，同时专心聆听施术者所诵念的请神咒语。施术者引导当事人随着扇子神进入极乐仙境，看到仙女舞姿曼妙、起舞弄清影，并与群仙畅饮作乐，不似在人间，来形容仙境的消暑清凉之乐，希望参与者细细体会。当事者眼睛凝视着旧扇子，一段时间之后即感到头昏眼花，耳朵听着施术者低沉而单调的声音，慢慢感觉眼皮沉重、睡意绵绵，不久即进入施术者所诱导的情境之中。但见他神情愉悦、眉开眼笑，好像觉得十分清凉舒适。

过一阵子之后，施术者暗示已经很凉快了、扇子神决定带他们回家。然后慢慢引导参与者回到原来的居所，再请"扇子神"离去。此时只要轻呼参与者的姓名，即可令其随之清醒。问他感觉如何？参与者仍可回忆起方才畅游仙境，体会清凉境界。

从催眠学或心理学的角度来看，"请扇子神"不折不扣是一种催眠技法，乃假托扇子神的力量，经由暗示而让人体会到现实环境感受不到的清凉之乐。现在电风扇、冷气已经相当普及，几乎没有人玩"请扇子神"游戏了。

关 亡

按照古籍记载，"关亡"就是利用盖了庙宇"关防"的符箓，召唤亡灵前来附身应答的意思。"关"本来指的是类似官府文移（公家机关关防，即大印）的符箓，代表一种正式文件，但在这里当做动词，意思是"邀请"或"强制带来"。"关亡"即"请来亡灵"或"请神强制带来亡灵"之意，主要是家属思念已过世的亲人，或亲人突然往生，还有很多重要的事情未交待清楚，因此利用关亡的机会，请其藉道姑或乩童之口，与在世者交谈。

关亡仪式（或习俗）盛行于 1950 年以前的广东等沿海地区，各地的称呼均略有不同，共有"关蓝饭姑""关三姑""关蛤蟆""关猴神"等十几种，统称"关神"。早年台湾民间也曾经相当常见，但称为"牵亡"，大多由女性担任，亦即"将亡魂牵出来与亲人相会"之意。由于亲人相会、互诉离别衷情与思念之苦，必然哭哭啼啼，因此几年之后，这些当做亡灵替身的道姑眼睛多会失明。

从社会心理学的角度来看，"关亡"或"牵亡"基本上都是一种巫术，其形式与世界各地并无太大差别，都是召唤神灵附在巫师身上，与在世的亲人短暂交谈，或由其断言祸福，但只有广东用"关"这个字。

但从催眠的角度来看，"关亡"其实就是不折不扣的催眠术。为人"关亡"者一开始都要烧香礼佛、陈述目的，然后利用各种方式进入自我催眠状态，或由其他法师念咒为其催眠。一段时间之后，"关亡代言人"即进入恍惚状态，随后变声为亡灵开口，有时还能分别叫出在场的亲人名字（甚至乳名），这样一来往往立刻镇慑了在场亲友。生者与亡者之间的对话，多半是询问"在另一个世界过得好不好？有什么需要？"而亡灵通常都在陈述其不幸和要求，如需要纸钱或衣服、纸笔、花粉等特殊需求。在世的亲友一般都会答应所求。

对话完毕、亡灵离开之后，"关亡人"通常都是长叹一口气后颓然趴在桌上，代表结束，必须休息一下才能进行第二场对话。"代言人"清醒过来后，往生者亲友多会立即与其商讨，决定如何根据亡灵的要求准备酒菜、烧香拜祭，使其得偿所愿。

自我催眠或只是装神弄鬼

早年"关亡"或"牵亡"相当盛行，成为抒发思念亲人的管道之一。社会文明化之后，有人质疑那根本是自我暗示后进入催眠状态，再经由暗示、猜测所表现出来的催眠现象而已，甚至带有一些装神弄鬼的意味。研究者曾经找来亲人刚去世的家属，让他们找人"关亡"；结果发现只是亲人和"关亡人"在玩心理游戏而已。那些好像被亡灵附身的关亡人，并非真的能准确地回答亲人提出的相关问题，而系事先巧妙地运用一些模棱两可的话暗示，再根据亲友的回答套出玄机，因而"顺藤摸瓜"而已。也就是说，由关亡人的表现看来，好像亡灵真的可与其家人对话，其实有些话都是亲友在问答中不自觉透露出来；何况往生者所说的受苦情况也难以查证，亲友因为思念悲伤过度，几乎没有人当场质疑其真实性。所以说关亡可能只是一种表演方式，就像很多早年香港搞笑电影所表现的一样。

不过也有实际参与者言之凿凿，认为确实有些不可思议之事出现。若从催眠研究者的角度来看，我宁可相信这是自我暗示之后出现的催眠现象。因为经过特殊训练者进入深度催眠之后，可以具有类似"神通"的能力,何况虽然在催眠状态下,感官一样具有功能,可以听见身旁亲友的声音而做出适度的响应,使得"关亡"存在于虚实之间。

观落阴

"观落阴"又称"地狱游",乃属于观灵术的一种,台湾南部地区还有人称之为"观三姑"。"观"字其实与"关"同音同义,可以解释为"祈求"。"观落阴"就是:祈求神灵让在世者以"灵魂出窍"的方式,到阴间地府去会见已过世的亲人,或到自己的元辰宫游览一番,以了解自己的命运。

观落阴通常在特定的神坛举行,而且需要按照特定的仪轨,各地的仪式依门派而略有不同。依作者实际参与台湾六张犁某神坛的体验,其过程与感想大抵如下:

参加者先报名。仪式开始前,法师会先取数张金纸,以红布蒙眼坐在板凳上(即以红布将金纸绑在眼前,蒙住眼睛),板凳的四脚下方也要垫金纸。有些法师会要求参加者赤脚,脚下亦垫金纸,或将金纸绑在脚上;有些则不特别要求,穿鞋也可以。

仪式开始时,法师先焚香祝祷,说明将带何人至何处、办什么事。然后敲响法器、念咒语,并引导参加者向前行、下地府。他要求参加者不论看到任何影像、听到什么声音或发生哪些事情,都要随时而立即地告知法师,由法师告知如何解决,同时进一步引导他走向正确的路途。参加者眼睛被金纸蒙着,但意识保持清醒并不会睡着,通常都可以在法师引导下看见四周景物,而且能与所看到的亲人交谈。但有时也可能无法顺利完成任务或看不到亲人;有的虽然找到亲人，但不愿与参加者见面或交谈；有的至亲或夫妻因思念过度，见面之后紧紧相拥、不愿分离，法师还要想尽办法解决，一定要让生者回阳。

依据参加者描述，在观落阴的过程中，除了体温可能稍微降低之外，所见的景物就像真的一样，"有绝对的临场感"，包括视觉、味觉、听觉及嗅觉等都一如日常生活。但从外表看起来一切如常，只是坐在椅子上，双脚就像不停走路般地抖动而已。

有些人在参加前难免担心，若在走向"黄泉路"上遇到危险，或者走错路时怎么办？其实有经验的法师大概都已经相当熟悉，因此由参与者所描述的场景，就知道有没有走岔路、怎么解决。一旦碰到困难，法师都会请护法神明加持，让参加者安然过关，顺利下地府游览，而且安然归来。因此，一般来说，有丰富经验者的成功机率较高，经验不足的法师、术士就不一定了。

虽然观落阴在典籍上没有正式记载，却曾经深受市井小民依赖。主要是参加者没有种族、宗教信仰与身分地位的限制，任何人都可以参加。从学术研究的观点来看，应该也属于经由暗示与引导而完成的催眠现象。只是由于每个人的身、心、灵方面各有差异，以致有的人很容易成功，有些则否。因此只有部分人能够成功观落阴。就进行的时间、地点与过程而言，理论上没有影响，实际上则以在庙宇、佛堂或信众家里比较容易进入情况，而时间则以晚上的成功率比较高，主要是施术者较易控制情境，而且精神放松、环境安适，有助于暗示与诱导。如果心存抗拒或有语言上的隔阂则比较不容易成功，作者的亲身体验就是明显的例子（**详情请参考附录**）。

催眠治疗由"御触"开其端

一般认为西方的催眠术（或称为现代催眠）应该从 11 世纪的"御触"算起，虽然早在前一千五百年的希腊，罗马城内就有名为"睡庙"的神殿。庙里的祭师会用一些宗教仪式，引导患者进入睡眠状态，再分析他们的梦境，赶走附在体内的邪灵，一般认为这就是催眠中的建议治疗之一。但由于当时只将其应用在治疗精神病患，而且只有这个用途而已，所以尚未具有催眠学的雏形。也就是说，西方的催眠术或现代催眠起源于 11 世纪充满神话色彩的"御触"，经过麦斯麦尔的"动物磁力理论"、柏恩罕和李朴创立的南锡学派，之后才渐渐具有科学精神，一直到 19 世纪整个架构才完成。

御 触

11 世纪时，英国国王爱德华（St. Edward the Confessor，1016—1066）在偶然间发现，他与民众会面或接见某些代表性人物时，有些人一被他的手碰触到就会像触电一般，严重者甚至当场昏倒。不可思议的是，有些人原本抱病参加聚会，想不到被国王的"御手"碰触之后，竟然就奇迹式地好转了，而且这种情况屡试不爽。于是一传十、十传百，凡是久病不愈或有轻微精神疾病者，都千方百计地想请国王拍拍，以便解除痼疾。由于民众的疾病是国王用手碰触之后才好转，因此当时就将"国王触碰人民身体之后，所产生的治病力量（或效果）"，称之为"御触"。

这种神奇的治病力量不但英国人深信不疑，还在欧洲盛行了几百年。譬如文献上就曾经记载，16 世纪时的法国国王亨利四世

（Henry Ⅳ，1594—1610），也以这种特殊能力治愈了许多民众的疾病。

研究者认为，"御触"其实就是以国王身份的威光作为暗示，所产生的一种催眠现象。也就是说，民众因为有"只要让国王触摸就可以痊愈"的信念，而这个信念本身即具有催眠暗示的作用，一旦真的碰到"御触"，奇迹当然跟着发生。

君主政权瓦解之后，很多宗教团体接收了"御触"的概念，只是碰触的手由国王改成教会中人而已。即使现在科学已经十分昌明，在欧美的大型宗教聚会时，我们还是偶尔可见神职人员在喃喃祷告一番之后，用手一推，生病的教友即应声倒地，醒来之后立即证道，说他的疾病已经好转或痊愈。其实这些过程与作用都和当代催眠师的"治病"方法完全一样：先在催眠状态下暗示："醒觉时所有的疾病与痛苦完全消失！"当被催眠者悠悠醒来之后，确实表示病情好转，情绪性疾病也消失了。这就是催眠的神奇力量，也是后人将"御触"视为催眠术前身的理由之一。

布列特引用 Hypnosis（催眠）一词

Hypnosis（催眠）源于古希腊 Hypnos 这个字，意思是睡眠之神。1840 年，英国曼彻斯特的外科医生布列特（James Braid），有一次在参观催眠表演时，看到催眠师以针刺已被催眠女孩的手指，发现那个女孩完全感觉不到痛楚，大为好奇。之后他即尝试用眼睛凝视物体以诱导睡眠，经过多次实验终于成功；他认为这是睡眠之神的功劳，因而以 Hypnosis 一词作为"催眠术"的代表。布列特医师将他的研究与实验心得写成《神经催眠学》一书，强调：催眠现象是一种特殊的"类睡眠"状态，乃视神经疲劳后引起的睡眠。不过几年之后发现这个词汇不够贴切，希望改为"单向思想"，意思是"只要思想专一，完全专注于一个事物之上，就可以催眠成功"。可惜为时已晚，Hypnosis这个词因为具有神秘感和趣味性，已经被世人接受，而且广为流行。

至于我国最早是谁将Hypnosis翻译成"催眠"，由什么时候开始应用则不得而知。但从字面上来看，中文的"催眠"一词显然比Hypnosis的英文解释来得准确而富有想象空间。因为"催"是催促、催赶之意；"眠"即睡眠、进入睡眠状态（深睡浅眠）。意思是催促、诱导当事人尽快进入深睡浅眠状态，或进入类睡眠状态。中文字之优美与深具巧思，以及翻译之"信、达、雅"，由催眠一词可以尽窥底蕴。

麦斯麦尔提出"动物磁力"理论

在布列特之前，其实还有人提出"动物磁力说"，这也是和催眠相关的重要理论。当时奥地利籍的医学博士麦斯麦尔（Franz Anton Mesmer，1734—1815）医生，因为看到巴黎神父黑尔（Father Maxmillan Hell，1720—1792），用铁制十字架轻拍求助者的头来驱魔，并成功治愈求助者，因而发展出"动物磁力"理论。意思是说，只要充分了解并广泛应用"动物磁场效应"，就可以成功将动物催眠。他把这个理论发表在一篇名为《关于行星对人体的影响》论文当中，而且在巴黎会议将这个概念发扬光大，结果大受欢迎，被视为"催眠学中的神奇与奥秘"。时至今日，仍然有很多人运用此一概念对鸡、鳄鱼催眠，成为催眠表演的噱头之一。

由于很多人对"动物磁力说"深信不疑，麦斯麦尔因而应邀开班教授，不过他也严选弟子，参加者必须绝对认同他的理论，而且愿意加以奉行才可以。结果在众多报名者当中，只有一百人符合资格；他也就以这一百名学生当种子，将其理论发扬光大。虽然"动物磁力说"并未获得所有研究者的认同，但麦斯麦尔已经在催眠学发展中占有一席之地。

艾斯戴尔利用磁气麻醉

不久后（1845 年），在印度执业的英国医生艾斯戴尔（James Esdaile，1808—1859），第一次以麦斯麦尔的磁气理论当做麻醉药，为患者进行手术，竟然获得成功，令人大感惊奇。其后由他负责的一千例个手术，包括三百宗大型手术，如截肢、胸脯与生殖器手术，以及摘除肿瘤等，都以磁气麻醉进行。他把相关的资料与数据写成《麦斯麦术在麻醉与治疗上的应用：印度医院临床报告》，同时发表在刊物上。文中具体指出，催眠麻醉大幅降低了大型手术的死亡率（由过去的 50% 降至 5%），每年因麻醉不当而于术后死亡者只有 161人。

1846 年，当时的医学院看过艾斯戴尔的报告后，认为值得一试，因此派他到加尔各达医院行医，主要是继续进行磁气麻醉手术。艾斯戴尔医师甚感欣慰，因为这代表催眠暗示的确可应用于临床医疗。遗憾的是院方不愿留下催眠麻醉手术的正式记录，因为他们怀疑多数患者只是伪装不痛，而不是催眠真的具有神奇的麻醉效果。由于长期备受医院打压，艾斯戴尔决定离开印度，回家乡苏格兰，但内心深信，"催眠麻醉"这种天然疗法等于是上天赐给人类的珍贵礼物。

其实在艾斯戴尔到加尔各达医院进行催眠临床医疗之前，伦敦大学教授艾利欧森（John Elliotson 1791—1868）已从 1830 年开始，在大学附设医院进行了八宗磁气麻醉无痛外科手术，而且将结果刊登在自己主办的《Zoist》杂志。后来也是因为有些同事不认同其做法，提出禁止在院内使用磁气疗法的决议书，而不得不辞去教职，黯然离开。

在那个没有麻醉药的年代，催眠、磁气原是惠泽人群的方法之一，但正如艾斯戴尔所料，因为效果太过玄奇而无法受到广泛认同。等到正统麻醉药出现，尤其是乙醚和氯仿普遍应用之后，这种经由暗示来减低疼痛的方式就逐渐被潮流淘汰了。

柏恩罕和李朴创立南锡学派

到了 1866 年，法国神经学家柏恩罕（Hippolyte Bernheim，1840—1919）和原本在农村开设诊所的李朴（Ambroise Liebeault，1823—1904），一起创立了南锡学派，并教授催眠。他们因为发现催眠治疗对一些病症（例如坐骨神经痛）很有帮助，因而一见如故，之后便携手以"直接暗示"进行催眠治疗。柏恩罕更于 1884 和 1886 年两度出版《暗示及其治疗应用》，让两人的名声传遍欧洲。当时很多催眠师都到该校学习直接暗示催眠法，就连心理学之父弗洛伊德（Sigmund Freud，1856 —1939）也不例外，他不但学习催眠技巧，而且应用了一段时间，直到 1897 年才转为自由联想。

就在同一时间，神经学专家查寇特（Jean-Martin Charcot 1825
—1893）也在巴黎进行催眠研究，但其见解正好与南锡学派相反。
他认为歇斯底里患者的症状，和催眠后呈现的僵直、麻痹、无法发
声等情况很类似，因此主张催眠只能使神经有病的人起怪异反应，
而不具有普遍性。事实上，催眠的重点在暗示，任何人被催眠后都
可能出现上述反应。很多学者认为，由于查寇特的研究对象局限于
歇斯底里症患者，所以结论比较偏颇。1889 年，有关催眠的国际会
议在巴黎召开，会中肯定了南锡学派的正确性与贡献，两派多年来
的争论才画下休止符。英国医学院更于 1891 年正式承认催眠治疗，
证实对改善某些患者的病情有其效用，包括控制症状、防治失眠，
等等。

20 世纪以后，催眠理论如雨后春笋般出现，比较重要者包括：
寇埃、米尔顿·艾瑞克森、哈尔、艾尔门等等。

寇埃率先使用"自我暗示"

1920 年，一位生于法国的药剂师寇埃（Emile Coué，1857—1926），
率先使用了"自我暗示"，并发表一篇名为《愈尝试去做愈难成功》
文章，其中最脍炙人口的一句是："我每天在各方面都有进步"，因为
简洁易懂，成为自我暗示名言，很多电影和电视节目都曾经引用。

艾瑞克森被称为"现代催眠学之父"

20 世纪 30 年代，米尔顿·艾瑞克森（Milton Erickson，1901—
1980）提出了一个重要概念："每个人都是新的个体"，在催眠治疗
界引起共鸣。他纯熟、随意地运用语言模式和隐喻技巧，就好像活

动肢体一样自然，让人难以察觉。因此直到现在还有很多研究者分析其所拍下的案例影像，模仿其语言和动作，作为临床的参考。

艾瑞克森还创办了美国临床催眠学会与《美国临床催眠期刊》。这是一本官方刊物，在上面发表文章的大都是心理学博士和医师，在催眠医学界举足轻重，因此，艾瑞克森被尊称为"现代催眠学之父"。2008年，正好是《美国临床催眠期刊》出版50周年，特刊中很多新的研究报告和回顾，可以看出这位哲人的丰采。

催眠终于步上精神临床医学殿堂

1933年，美国心理学家哈尔（Clark Leonard Hull，1884—1952）第一次用正确的实验方法验证催眠现象，并在《催眠与暗示：实验研究》一书中提到"催眠即暗示性亢进状态"。当时正值第二次世界大战，社会上出现了很多战争引起的精神病患，研究人员发现，催眠分析有助于淡化患者对战争场面的深刻印象，摆脱当时的恐怖和打击，从而疗愈心灵创伤，消除精神症状。因此原本已经没落的催眠治疗再度受到重视。1958年，美国精神医学会终于正式宣布"催眠治疗"为精神医疗方法之一。经过多年的努力，催眠总算正式步上了临床医学的殿堂。从此之后，催眠在治疗精神疾病方面的研究逐渐增多。例如美国催眠师艾尔门（Dave Elman，1900—1967），就曾深入探讨催眠治疗梦游症的可行性。

一、用于治疗梦游症

艾尔门在1964年出版的《催眠论》一书中，详细探讨催眠如何治疗梦游症，实际将催眠用于临床，因此被喻为近代最伟大的催眠治疗师之一。他的著作至今仍为学习催眠医疗者的主要读本，不过他的研究仍不出精神医学范畴。

二、有助于增强信心

不久，另一位催眠治疗师乌伊泰斯托利发现，催眠有助于强化自信心，同时进一步影响催眠的成效。因此主张让求助者先观察他为别人进行的催眠治疗，充分了解、充满信心之后，再接受其所需要的暗示催眠，就比较容易成功。为了增强观察者的信心，乌伊泰斯托利通常找催眠感受性极高的助手做示范，所以治疗效果相当好。

而催眠治疗若要成功，其所采用的方法或技巧便要愈不着痕迹愈佳。这时异军突起而受到重视者为"无声的催眠大师"伊斯托罗，他的最大特色是不用言语，自始至终寂静无声，只要在求助者的额部频频吹气，不久后再将吹气焦点转移至眼部，大约一小时之后即可催眠成功。此时再施以暗示治疗，往往可以达到目的。

在医疗上的应用愈加广泛

过去催眠学虽然迭有新的发展，但几乎都定位在另类、辅助治疗的角色，甚至仍带有一些神秘色彩。最近几年来随着科技突飞猛进及计算机普及，以前带着神秘色彩的催眠治疗已经可以用科学方法解释，更能系统化应用，因而逐渐受到正统医学认同，成为医院的正规治疗方式之一。我国海峡两岸及香港在这方面的研究发展与应用亦不落人后，譬如作者有一阵子即与彰化秀传纪念医院精神科合作，进行催眠治疗实验。

不仅如此，现在已经有许多大学纷纷开设相关课程，深入研究，例如英国伦敦大学心理学系就在成立催眠组之后，再度设立催眠研究所，研究有成者颁予硕士学位；美国斯坦福大学也开设了类似课程，这些都是催眠治疗受到肯定的证明。

就目前所知，催眠除了多方面应用于精神医学临床医疗之外，还尝试用于乳房重建手术、大肠激躁症、药瘾及膀胱尿道照影。

乳房重建手术

2003 年，哈佛大学在《美国临床催眠期刊》发表了一篇研究报告，证实做过乳癌重建手术者，若能在术后接受催眠治疗，不仅伤口复原得比较快，也比较不会感觉疼痛。

该研究是以 18 位刚动过乳房重建手术的妇女为对象，在术后八星期内随意将她们分成三组，每一组都像还在加护病房一样，受到加倍照顾。其中，第一组只依照医院的规定处理；第二组每周和治疗师见面，以得到情感上的辅导和支持；第三组每周还有 30 分钟时间可和研究人员个别见面，针对发炎、疼痛及加速软组织复原等等问题，进行催眠暗示。这一组成员还可以同时听录音带，以便每天在家里练习自我催眠。

在研究期间内，哈佛大学另外组织一个对治疗过程毫不知情的评估团队，分别在术后一周、七周，评估研究对象的伤口复原情形。结果发现，曾经接受催眠的第三组，伤口的愈合速度比其他两组快很多，疼痛感也比较轻。

该大学除了这个研究之外，另一组学者也在稍早之前接受美国国家卫生部支助下，研究催眠对骨折的影响，结论与此非常类似，亦即骨科疾病患者接受催眠之后，其治疗效果更令人满意，包括受伤处活动无碍，不舒服的感觉减轻，而且不必经常使用止痛药。

大肠激躁症

2003 年，《消化道》期刊上发表了一篇文章，那是英国南曼彻斯特大学医学院所进行的一项五年追踪研究结果，证实催眠有助于缓解大肠激躁症，十分具有医学价值。

"大肠激躁症"是指患者由于紧张，或受到压力、焦虑、忧郁等因素的影响，而不由自主地经常出现严重的腹痛、腹泻、腹胀、便秘、放屁、背痛等症状，深感困扰。这些症状还有进一步诱发精神与情绪性问题，包括焦虑、忧郁等。过去医学界一直对这种症状感到束手无策，因为药物治疗固然有效，但患者只要碰到紧张、压力就会反复发生，甚至变成习惯性。

该研究系针对 204 名罹患大肠激躁症患者，分别给予 12 星期的催眠治疗，每次治疗一小时，一个疗程共 12 次。催眠治疗师鼓励患者自我暗示，想象自己的消化道如一条七彩缤纷、正在飘动的围巾；或把激躁的大肠想象成一列因驾驶员打瞌睡而失控的火车。我们要想办法让围巾不再随意飘动，或让火车减慢速度，直到不会横冲直撞的程度。换句话说，自己要想办法控制情况，而且必须不断暗示自己一定能控制、改善这种情况。

整个疗程结束之后，58%的男性和75%的女性反应，他们困扰多时的大肠激躁症状已经明显改善。持续追踪 6 年之后发现，当初反应催眠有效的患者中，超过 80%表示从此不再经常发作，因此而产生的焦虑、忧郁症状也大大改善，不必再因此而服用止痛药或去看医生。

美国北卡罗莱纳大学也曾经以 18 个大肠激躁症患者为对象，进行正规治疗、催眠治疗，同时进行研究，结果证实，在正规医疗时加上催眠，超过八成的病例获得改善。

由以上两项研究结论可知，催眠治疗确实有助于改善大肠激躁症。《国际临床与实证催眠期刊》编辑，也是美国华盛顿州立大学心理学教授巴拉贝兹，在接受媒体访问时指出，这些研究结果显示，催眠不但能改善大肠激躁症患者的身心症状，其效果还能维持一段时间，即使催眠疗程已经停止，病情依然能持续改善。

药 瘾

以色列卫生部的药物滥用治疗部门，为了了解催眠治疗能否改

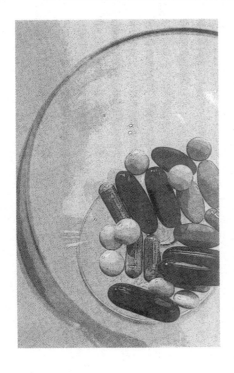

善、减轻瘾君子的痛苦，同时协助治疗药物滥用，而委由 D、P、D、Y 及 L 等学者（ Kaminsky D, Rosca P, Budowski D, Korin Y, Yakhnich L）进行研究。结果发现，大约 10% 的鸦片滥用者，即使在进行毒瘾治疗期间，仍然偷偷施打海洛因或其他街头毒品，那是因为他们已经成瘾，这些负面行为更造成治疗的困难度。加上催眠治疗之后，毒瘾治疗

中心发现，不但毒瘾顽劣分子已经降低对毒瘾治疗的抗拒感，有效缓和痛楚、减少焦虑，还有助于治疗尼古丁成瘾（烟瘾）。

该研究是以 10 名正在进行勒戒的毒瘾患者为对象，将其分成两组，同时进行为期 10 星期的催眠治疗。再于治疗前、治疗后半年，以及两年后分别做尿液筛检，催眠疗程结束后，马上跟着做个案访视（访问调查），以了解他们在生理、心理上的改变情况。结果显示，其中只有一个因为施行重大手术，没有完成整个疗程之外，其余都撑过了两个半月，完成率高达 90%。之后的访视也证实，所有的患者均在催眠 6 个月后完全停止使用任何药物。两年之后，9 位患者中的 7 位亦成功脱离海洛因的阴影（成功率 78%），只有两位（22%）还偷偷使用（海洛因），但可卡因等药物滥用情况已经不见。

美中不足的是，该研究的样本数稍嫌不足，看不出是否所有毒瘾患者也都能成功戒毒，未来还需要更多研究才能看出催眠治疗对毒瘾的实际影响。不过，研究结果已经显示，催眠治疗的功效还有很大的发展空间。

手部发炎手术

据英国《每日电讯报》报导，该国一名资深催眠师亚历克斯·伦凯伊，2008 年 4 月因为手部发炎、疼痛，而在西萨塞克斯郡的沃辛医院动手术。他为了彰显催眠在麻醉、止痛方面的效用，特别跟医护人员表明，手术时完全不必使用任何麻醉药，只要施展自己的看家本领：自我催眠，就可成功度过在手术台上的 83 分钟。

虽然伦凯伊坚持不用麻醉药，院方还是不敢大意，一样安排了麻醉师在现场随时待命。负责手术的戴维·卢埃林医师也表示，他在手术期间一定会特别注意，若患者出现任何奇怪的表情，他就会立刻处理。

伦凯伊回忆道，他只用 30 秒时间催眠自己，之后便失去知觉，只隐约感觉到负责手术的医生好像先为他按摩，之后便听到骨头裂开的声音，然后医护人员就拿着锯子等器具又锤又凿。"手术时的敲击声、医生与助手之间的对话，全都听得一清二楚，只是感觉有点遥远。"他说，事后医生透露，此次手术在他的右腕切出一道四英寸长的伤口，凿出一片核桃般大的骨头，移动一条肌腱。"整个过程都没有感到半点痛楚，就算手术后右手依然肿胀，也裹了好几层绷带，但感觉很好，并不痛。"

卢埃林医师之后也讶异地表示，他担任外科医生多年，从来没有看过不用麻醉而能度过难关者，"催眠麻醉"还是第一次亲眼看见。既然催眠有助于麻醉，而一般使用的麻醉剂多少会出现一些副作用，那么当然希望多加了解，假如利用催眠术就能减少患者对手术的恐惧，同时降低麻醉剂的使用量，甚至加快术后的复原速度，那又何乐不为？

类似的病例不只一个，除了亚历克斯·伦凯伊之外，2008 年 7 月，英国剑桥郡的一名妇人科迪，也曾经在完全没有使用麻醉剂的情况下，接受历时一小时的膝盖手术。在正常情况下，这类手术通常都要全身麻醉，但科迪一样凭自我催眠而克服手术的痛楚，因此手术完当天就可以出院。

医生表示，67 岁的科迪已经退休，她于 1994 年取得英国催眠学院的毕业证书。年纪大了之后，膝盖活动日渐不利落，主治医师建议在她膝盖开一个洞，放入关节内视镜做详细检查。其实这已不是她第一次尝试以自我催眠代替麻醉药，早在十年前，她就以同样的方法成功接受脚部手术。她说："第一次手术前已有心理准备，万一还是觉得疼痛，那就将痛楚当做冲向防波堤的浪，等潮水退去就好了。"想不到一点都不感觉痛苦，所以后来动第二次手术时更有信心，"现在深信自我催眠可以应付任何手术，甚至心脏手术也不怕。"她说。

"英国国家催眠治疗协会"发言人也表示，利用催眠成功克服痛楚的病例不只出现于英国，过去几个世纪以来已有好几个国家发表类似成果，例如比利时等国家报告过好几个"以催眠代替麻醉药"案例，而且手术结果都非常成功，患者均不感到痛楚，可见催眠麻醉确实可应用于医学之上。

减少对 VCUG 的恐惧

有些泌尿系统疾病要以"排尿时膀胱尿道照影（Voiding cysto urethro graphy，VCUG）"作为诊治依据。但在进行过程中，小孩子必须保持清醒，因此多数都会感到恐惧、痛苦，不愿意好好合作。美国斯坦福大学医学院的心理学部门，特别做了一项实验调查，结果发现，若在进行"排尿时膀胱尿道照影"前，先对小孩及其家长施予催眠训练，确实有助于减轻他们的焦虑、恐惧和痛楚感，也有利于以后的治疗。

斯坦福大学医学心理学中心主要在了解催眠能否降低恐惧感、需要多久时间才能达到这个效果。他们以 44 名平均年龄 7.6 岁，且即将接受 VCUG 治疗的儿童为对象，随机抽出 21 位为代表接受催眠，其余 23 名则接受常规护理。在开始调查研究之前，先让全部的儿童都接受一次以上的 VCUG，然后在接受下一次治疗前，分别约见研究人员进行事前评估，了解最近一次接受该项治疗时所经历的恐惧、哭泣和痛苦程度。之后，即对实验组（随机抽样接受催眠的儿童及其家长）进行一小时的"自我影像催眠"训练，熟悉之后每天都要练习几次，以做好充分准备。其余常规护理者则接受医院提供的悠闲治疗方式，包括自我放松和呼吸训练。

在施行 VCUG 治疗当日，再做一次儿童及其家长的恐惧程度评估，治疗期间更由研究人员全程观察、记录小孩的心理状况。完成之后，马上询问当事人所经历的恐惧、哭泣和痛楚程度。结果显示，接受过催眠之后，感觉痛苦的程度比上一次减少，焦虑程度则比接受常规护理的小孩少。医护人员的工作难度也比以前少很多（小孩比以前愿意合作），若与未接受催眠的对照组比较，则完成 VCUG 的时间减少了 14 分钟。由此认为，催眠能有效改善儿童在接受医学治疗时的焦虑、痛苦，也能缩短治疗时间，可说具有效果。

从以上的诸多实验、研究看来，催眠确实能应用于医学治疗之上，而且目前已经逐渐用于临床，未来的发展应该更为宽广。

中国的催眠研究与发展

根据近代学者的研究，我国的催眠学发展应从 1909 年开始，当时大清帝国的留学生刘钰墀、余萍客等人，在日本横滨成立了"心灵俱乐部"，并于 1911 年迁往东京，改名"东京留日中国心灵研究会"，英文名为 Chinese Institute of Mentalism（中国催眠学会）。1923

年迁回上海，改为"中国心灵研究会"，由余萍客担任会长，研究方向也由催眠术转为"灵学"，但仍以心理学与催眠术的研究为主，同时开始培训学员，带起一股风潮。据估计，全盛时期的会员总数多达8万人，出版了近60种以催眠为题材的刊物，包括《催眠术》《催眠疗病学队》《电镜催眠术》《催眠学问答》等。

除了中国催眠学会之外，类似的组织与团体陆续出现，颇有百家争鸣的态势。譬如，几乎就在同一时期（1916年），中国留学生也于日本神户成立"中国精神学会"；1918年上海成立了"灵学会"，对文化界颇具影响力。另外，扶乩组织"盛德坛"也在上海灵学会的支持下成立，学会的核心人物是中华书局学者余复（会长兼盛德坛坛长），以及"坛督"兼《灵学丛志》会刊编辑陆费逵，也得到不少文化名人的支持。比较为人所知的有丁福保、严复等。

过去中国的民间信仰与风俗一直受到科学界批判，认为充满迷信色彩。不料随着科学发展，反而突然得到认同，"灵学"竟然在中国盛行了起来。不仅许多民间新兴宗教组织积极参与灵学运动，各种声称研究"灵学"的组织也纷纷出现，仅上海一地就有"催眠协会""催眠养成所""变态心理学会""灵理""灵学会""精神""大精神""哲学会"等。在这些催眠、灵学组织中，固然有人以踏实的态度认真研究精神学、催眠学，其实多数都只是赶时髦、跟着热潮走，他们对灵学、催眠学了解不多，只勇于批判传统风俗为迷信而已。

由于灵学组织实在太多，逐渐出现了滥用催眠术的情形，以致声誉受损，甚至受到猛烈抨击，阻碍了催眠学的发展与临床应用。

到后来即使有少数医生愿意以催眠术治疗患者，却不敢公开，只能私下进行，空有一身本事也不愿意推广、传授，以致催眠在医学与临床上的应用几乎失传、断层。一直到最近几年，西洋的"催眠秀"带起风潮之后，国内的一些专家才逐渐公开露脸、传授，有些心理学者也愿意加入研究行列，使催眠学具有心理学与精神医学的理论基础。海峡两岸及香港的催眠学发展与应用也才慢慢开展了新页，未来还有很大的发展、合作空间。以下仅就海峡两岸及香港的发展大致说明。

由于受到历史因素与环境的影响，比较起来，台湾的催眠术最为多样化，在实际应用上也比较早而具体。香港因为长期受到英式文化的影响，早年思想比较开放，但催眠学的发展并不理想，有些催眠术的迷信色彩比较浓厚，直到近几年学有专精的学者用心规划，才进入到学术殿堂。至于中国大陆，虽然早在前清时期就已引进催眠思潮，但未受到应有的重视。1949 年以后，重视的是思想教育与经济建设，后来又碰到"文化大革命"，催眠这种既属外来文化、又带有一点迷信色彩的做法当然倍受打压，一直到最近几年才逐渐被业内认可。

台 湾

台湾既具有丰富的传统文化资源，又勇于接受外来思想潮流，因此文化的发展呈现多种面向。譬如就"催眠"的发展而言，民众既相信"观落阴""牵亡"与乩童等民俗风情，也可以接受外来的"前世今生"观念，有一阵子"前世回溯"的外国翻译书与相关报道、实作，甚至本土著作与"大师"也不少，风行多年之后才渐渐淡出心理、精神话题的核心。在此同时，既有几位学养俱丰的催眠大师努力为保存、发扬正统催眠术而努力，另一方面也接纳来自国外的"催眠表演"，在电视上推出"催眠秀"，让人啧啧称奇。当然催眠秀也有其价值，因为从此引起民众对催眠的极大好奇与热情，催眠学的发展呈现前所未有的蓬勃景象。最值得一提的还是在"催眠治疗"方面的发展，不仅远远领先中国大陆，即使深受西方思潮影响的香港，估计在催眠治疗方面亦落后台湾十多年。

台湾民众对传统文化、医疗以外的知识接受性比较强，例如穴位按摩、宇宙能量水晶、玄学术数、鬼神、宗教等，都可以兼容并蓄。有些催眠师甚至将以上技巧揉合在催眠治疗当中，形成不同的催眠形式，迎合不同市场需要。在催眠治疗方面的发展约有三种：

一、传统的观落阴或关亡："观落阴"最少有两派，就是以类似催眠方法的道术，由神明带领到阴曹地府，寻找已过世的亲人，以解思念之苦，或交待过世前来不及安排之事。

二、与心理治疗结合：经由心理咨商过程回溯"前世今生"，挖掘内心深处的痛苦或经历前世的经验，找出目前面对的问题症结所在，并协助解决。

三、催眠治疗与精神科、神经科巧妙结合：亦即由医师与合格的催眠治疗师共同诊治病人，同时解决其身心问题。譬如位在彰化市的秀传纪念医院，即曾在精神科中设有催眠治疗服务。笔者每隔一段时间即前去提供咨询，并在正规医师的诊断下施行催眠治疗，反应相当不错，对病患也是一种保障。此外，前台大医院神经内科医师陈綦纯也与催眠治疗师徐大智合作，为需要者提供催眠治疗服务。其他医院或诊所也有很多类似诊疗。目前全球各地常规施行催眠治疗的医疗院所还不是很多，台湾在这方面可说是领先了一步。可惜的是，彰化秀传纪念医院原来主要负责的精神科医师，已在2008年离开医院自行开业，现在的催眠治疗服务已经比之前少了很多。

四、催眠在其他方面的研究与应用：其实催眠治疗不仅可以改善心理问题，还可广泛用于止痛、增强信心与体力等，具有多方面效用。譬如台湾曾经请催眠治疗师协助奥运代表队培训，希望增强队员的信心，这是一个极好的起步，此一观念与做法亦领先全球，值得肯定。

虽然催眠治疗尚未普遍施行，但以上所述都是一些好的开始，未来势必更加获得肯定，有前瞻性眼光的医疗院所若能投入研究与临床，必将开花结果，在世界医坛占有一席之地。

当然在催眠与"前生今生"热潮当中，难免有不肖分子借催眠敛财，或者为了达到"效果"而夸大其词，尤其是应邀上电视表演时，配合的演员演得太假，可能让人对整个催眠术的真假产生怀疑。加上电视、电影、报章杂志上的夸大及误导，特别是过多的"催眠秀"表演等，均不利于催眠治疗的发展，甚至不利于正规催眠治疗师的培训。因此如何导正大家的观念、重建对催眠与催眠治疗的信心，比实际为人催眠或做催眠治疗更困难，这是我辈从事催眠教学与临床工作者必须戒慎恐惧的。

培训状况

台湾的催眠学在前辈如徐鼎铭大师与陈水春等人的带领之下，一向相当受人肯定。不过其传承几乎都采取传统的师徒制，有时亦会开班授徒，但人数多寡不定，只能勉强维持"香火"于不坠。直到外国的"催眠秀"与"前世今生"大受欢迎之后，有意学习催眠者才日渐增多。

据我所知，目前台湾大部分的催眠培训课程都与外国协会（机构）合作，上课 100 小时左右，完成课程之后即颁给国外的催眠师证书。近来中国大陆也努力朝"开班授徒"方向发展，因此有些学习者领到的也是大陆所发的认证文件。少数本土培训班则在部分课程中加入灵气、宇宙水晶等令人感兴趣的内容，其实都有点画蛇添足之嫌。此外，据了解，目前催眠在台湾还没有受到政府或法律监督，因此混水摸鱼者大有人在，这一点还有待加强。不过大体上说，台湾在催眠学的保存、推广与发展上还是值得肯定的。

香　港

早在 1910 年前后，香港已经有人登报教授催眠，但大众真正对催眠有所认识、逐渐接受，并成为另类治疗法之一，应该是 2000 年以后的事。

根据香港《快报》的报导，大约在 1970 年前后，香港已经有人利用催眠来治疗各种身心问题，比较为人所知且受肯定的是"协助瘾君子戒毒"。当时的戒毒会试行之后称道"利用催眠戒毒的效果事半功倍"。

据当时的催眠治疗师吴国平表示，催眠加上药物是协助瘾君子戒毒的最好方法。但香港戒毒会会长钱明年则持怀疑的态度，他说该会曾经找来一位外籍专家，打算用催眠术协助毒瘾者戒毒，但效果并不好。"可能是这位外籍治疗师不会说广东话，根本没有办法对瘾君子做催眠治疗之故。"他说。

笔者认为钱会长的最后一句话道出了"催眠戒瘾"无效的症结所在。因为几乎就在同一时间，日本和菲律宾都有医师研究证实，催眠确实有助于吸毒者戒瘾。临床实验亦证实，瘾君子接受催眠治疗后再犯（恢复吸毒）的情况极少，可见有其效益。何况除了戒瘾之外，催眠还能治疗性无能、精神衰弱和失眠等疾病或症状，这些都已经获得证实，但香港医学界与催眠界均未就"催眠治疗"有所合作或开展，殊为可惜。

培训状况

香港的心理学发展与应用，比起中国大陆与台湾来显得有点冷，主要是因为大学少，可修读的课程和人数都不多，几乎没有其他培训渠道。早期的临床心理师以海外回来或聘请外国人居多，催眠或心理治疗一直无法生根，这几年虽然受到世界潮流的影响，心理健康成为热门话题，但有意培训或有心学习正统催眠者还是不多。

笔者于20世纪90年代走遍香港的大学、图书馆，发现能找到的催眠书籍只有十数本，且都是1970年前出版的英文书，有借阅纪录的更是寥寥无几。2000年以前，偶然听闻某些机构聘请外国催眠师到港授课，但都是密集式教学，并不完整，即使勉强上完课，大概也无法或不敢为人做催眠治疗。记得当时有一个外国人教授美国

NGH 课程，如今已找不到详细记录，可见不受重视之一斑。直至现在，香港的大学里都看不到催眠科，顶多只由学过催眠的老师穿插一两节课，却不是正规课程，更少受到注意。

到了 2002 年，经过三位学有专精的海外归国学人的努力，催眠课程才粗具规模。后来这三个人也分别开设专修课程：陶兆辉于圣雅各布福群会开办 NLP（神经程序语言学），和其他催眠综合课程；赖雪铃成立整全生活中心及国际催眠学会，以 NLP 和催眠的综合课程为主；笔者则设立"香港临床催眠学院"，这是此地第一所催眠专门学校，除了教授综合知识之外，还设立了临床实习催眠课程；同年再筹办香港催眠医师及心理治疗师公会，以监察香港催眠行业的状况。不料从 2006 年起，催眠治疗中心如雨后春笋般冒出，但质量良莠不齐，有些号称"专业学会"，其中却只有两个会员，才修毕五天课程就以"超级大师"自居，也敢为人催眠或做催眠治疗，不禁让人捏了一把冷汗。所幸这几年来已有不少精神科医师、临床心理学家与心理治疗师，都逐渐了解到催眠的潜力，愿意学习其技巧并加以运用，预期不久之后，催眠机构与课程应会不断增加，合格催眠师也受到医学界认同，共同为港人的健康尽力。

医疗服务

香港和大陆、台湾地区一样，精神科还是大部分精神与心理疾病患者的首选医疗，会主动找催眠治疗师者寥寥无几。加上各大医院长久以来的"唯我独尊"心态，多半不屑与催眠治疗师合作，因此现在催眠治疗在香港医疗院所施行的情况很差，与台湾比起来落后更多，实属可惜。事实上，现在的催眠学与催眠治疗已经非常学术化、专业化，绝非催眠秀的花拳绣腿可比，假如能与精神科或其他科合作，应可给患者提供更周延的服务。

中国大陆

笔者对中国大陆的催眠学发展并没有非常深刻的了解，好在大陆催眠研究学者张守春，用心记录了 1949 年以来的催眠治疗与研究情况，以下文字即大部分参考张守春的研究写成。

中国 20 世纪 50 年代的社会主要受到苏联的影响，心理学、医学都以学习前苏联为主，从大学教材到学术专著多译自前苏联。期间的相关著作有《根据巴甫洛夫学说的观点看睡眠、梦和催眠》（B.M.凯西亚诺夫等著，佘增寿和丁由译，1954 年 12 月出版）、《医疗催眠技术》（布林著，王新德译，1958 年 8 月出版）、《根据巴甫洛夫学说观点论暗示与催眠》（普拉托诺夫著，赵传绎、段淑贞译，1958 年出版）。当初只有少数留学归来的人懂得催眠治疗，但抗美援朝战争期间，由于药品不足，少数学过催眠术的军医也尝试以之代替麻醉药，做过多次手术都相当成功，可见催眠应该具有麻醉效果。

但催眠术并没有因这些经验而有进一步的发展，反而在"文化大革命"期间被视为巫术，成为一场浩劫。本来还有极少数医生为了治好患者的病，私下以早年学得的催眠术施行治疗，但在 1966 到 1976 年的十年"文革"期间，心理学被视为伪科学，催眠术则被视为"巫术"，更不敢公开传授和推广，因而形成了断代。

一直到 1976 年"四人帮"垮台，才真正结束了长达十年的"文化大革命"，开始修复损伤。1978 年以后推行改革开放政策，加上科技突飞猛进，经济社会发展快速，心理疾病患者增多，心理学与精神医学才得到应有的重视。由于催眠也是心理治疗的一种重要手段，因此催眠治疗也逐渐受到正视。

20世纪80年代始，社会经济发展迅速，生活节奏加快，工作压力增大，人们为了舒缓身心、保持健康，就迷上了健身功法。大约从80年代初到90年代中期，最盛时的习练人口上亿人，真可谓盛况空前。几年之后这种功法又弄出了"特异功能"，除了"远距离发功"及"气功治病"之外，又发展出许多特异现象，如用耳朵或腋下认字、超感知觉、思维传感、特异致动等。结果有人支持，有的则批判为伪功法。但在我看来，这些"特异"现象可能都与催眠术有关，因为催眠学本来就涵盖了哲学、心灵学、超心理学、扶乩等范畴。但真正将催眠术作为学术应用研究的代表性人物为柯云路和司马南。

"文革"后开始培训

1986年10月初，中国官方首次在山东省泰安市举办全国催眠术培训班，共有来自各地的五十余名学员（主要为精神科医师）参加。首先由苏州广济医院副主任医师马维祥，讲解催眠术的历史、理论、操作方法、应用以及催眠术的适应症与禁忌症。他不但讲授理论，也实际展示"催眠治疗"方法，结果治愈了一位厌食症患者的多年症状。此次培训获得很多肯定，此后各地医院的精神科也开始推广催眠术。

1990年有心人重新出版了《催眠术汇编》，其中搜集了民国时期的催眠术讲义、练习法、独习法、一般催眠术与心灵现象，可以说是民国以来最具代表性、最完整的催眠著作。

长久以来，大陆催眠界一向有"南马北赵"之说。"南马"指的就是苏州广济医院的马维祥医师；"北赵"即河北医学院的赵举德教授，但比较起来马维祥的影响力似乎要大一些，由于他在1949年后第一个自撰《催眠术》专书，因而被尊称为"中国催眠大师"。

结合导引与点穴做催眠治疗

1989年3月，河南解长金进一步结合导引与催眠，以开培训班和函授齐头并进之法开始推展，也算是另一种发展。1990至2000年前后，上海市心理学会举办三期全国性催眠讲习班，就进一步将导引带入催眠课程之中。当时催眠部分由华东师范大学季浏博士（国产第一代心理专业催眠博士）等人主讲，导引则由童俊杰主讲。他根据1973年湖南长沙马王堆三号汉墓出土的彩帛，取其中的《导引图》和《却谷食气篇》等为基础，整理创编了"马王堆导引催眠功"。他认为"导引催眠功"之所以能产生催眠态，主要是在"开窍导引"，若能在子时或午时练习，以意念导引气血由祖窍穴至神阙穴即能开窍，效果最佳。1994年，中西医治疗中心胥洪模医师，又搜集古今中外的催眠术，创编了"念力催眠术"。

从2000年之后，催眠学的研究进入快速发展阶段，各种流派纷纷出现。这个时期比较具有代表性者，如马维祥将中医传统的"经络点穴"融入催眠治疗之中，创立了"中医经络穴位催眠术"，简称"经络催眠"。四川大学心理健康教育中心主任格桑泽仁教授，结合藏密"真言"和"推拿"进行催眠，创立"得觉催眠术"。上海天行健心理健康咨询中心成荣信倡行"动态催眠疗法"，上海艾瑞克森催眠中心徐毅强主张"自然催眠疗法"等。与此同时，一些来自国外的催眠秀也在电视媒体、网站上出现，掀起各界学习催眠的热潮。

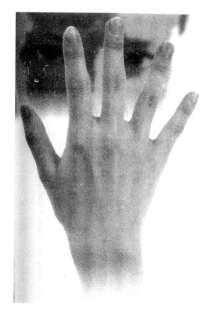

在这个热潮的推波助澜之下，催眠终于在 2006 年进入大学校园之中。这一年由蔡雄鑫主编的《催眠术——理论与临床》一书出版，且成为高等医药院校药学类的规划教材，催眠术总算进入大学正规教育之中，至于未来的发展还有待观察。

海峡两岸及香港共同面临的问题

虽然海峡两岸及香港在催眠的发展速度与方向上各不相同，但都不出开课、组协会、设治疗室等范围。在催眠治疗方面，亦多暂时存在于医院内的精神科，以心理治疗或辅助治疗为主，再发展出心理治疗、心理辅导、催眠治疗、精神健康教育等科目，所提供的治疗方式大致相同，而风格各异。近十年来，有些私人诊所也提供催眠治疗服务，但除了精神科医师主导者之外，大都不使用药物，只以催眠作为心理治疗的首选。这方面还是以台湾发展得最早、最好，催眠师的数目也最多。其次是中国大陆，但未来应该会在海峡两岸及香港居于领先地位。最弱的还是香港。

现在海峡两岸及香港所面临的同样都是质量问题，由于没有统一的管理、协助与运作机制，催眠师或催眠治疗师良莠不齐，加上似是而非的催眠秀与电影、电视、小说中的夸张情节，让人分不清真假，以为催眠与怪力乱神的符咒、奇门遁甲或降头一类差不多。尤其最近三地都有很多催眠秀，催眠师利用部分催眠技巧与大量舞台表演手法，更让催眠变得虚幻、不真实。不过我们都知道，每一个学科或理论在形成期总要经历批评、怀疑、修正、系统化、数据支持、验证及时间洗礼等考验，催眠学应该也一样。相信经过这几年的激荡之后，不合格的催眠师、催眠机构和课程终将渐渐自动淘汰，届时"催眠治疗"即可渐上轨道，与精神医学或心理治疗一样，成为照护人们身心健康的方法之一。

略谈日本

日本是一个勇于向外学习的国家，对于催眠术的态度也一样，先努力学习东西方的知识与技巧，再加以消化、创新，成为独特的一支，近藤加山就是其中的一位。他仔细钻研西方的催眠著作，同时模仿其催眠方法，边学边做，加上不断地尝试和研究，终于建立了一套自己的独特风格。由于从未拜师，严格说起来应该是无师自通。之后即勤于著作，将毕生的心得写成《魔术与催眠术》《幻术之理法·附神与幽灵》和《催眠术独习》等书，成为后辈模仿与学习的对象。在他之后新人辈出，他也成为日本催眠界的泰斗。

近藤加山的方法，是要求被催眠者注视他的眼睛，三四分钟后再伸出右手，施展"离抚法"，即手指不接触皮肤，由额头隔空抚到脸部、胸部，六七次之后再以手指轻抚被催眠者的眼皮，使其闭上。

再进行语言暗示。这种方法非常有效，之后即受到大多数日本催眠师的仿效。

20世纪初期，"催眠治疗"兴起，在横井武陵的大力提倡下，催眠术盛极一时。他的催眠方法并不复杂，但效果奇佳，即使原本抱持怀疑态度或抗拒心理的人，一旦接受催眠，即无条件服从其所发出的暗示指令，因此催眠治疗效果极佳。研究者发现，他之所以成功有两大原因：一是人格高尚，名播四方，强烈的权威暗示使受术者望而折服；二是其高超的语言艺术。他通常会在施术前详细讲解过程，由于合情合理、娓娓动听，听的人都会产生信赖与敬仰之心，因此容易成功。当然也有人认为日本的民族性本来就比较服从，或许这也是催眠治疗受到肯定的原因。后来横井武陵还成立学术组织，出任会长，启迪后辈，成为近代日本最权威的催眠学家。

第二章

催眠治疗为一种世界趋势

——细说催眠及治疗前的准备工作

拜电视与网络的影音传播无远弗届之赐，现在多数人对催眠或催眠术都已经耳熟能详，起码也知道大概是怎么一回事。但催眠的方式、流派很多，每个时代都有大师开创新的催眠方式，达到特定的作用，也因独树一格而独领风骚。但在计算机网络无孔不入的现代，任何新学说或创见都无法独享，尤其是非常实用的方法，可能只要几分钟就转发到全世界。但这样一来也有好处，就是让每个人都能跟得上世界潮流，吸收并善用新的方法来保持身心健康。

重申、重整、重生

加"催眠实境体验治疗法"

就催眠而言，目前的潮流已经不是催眠秀或在舞台上表演，而是落实于生活中，有助于身心健康的"催眠治疗"。有些先进国家将其归属于精神医学科，作为心理咨询、辅导与治疗的一环。有些更广泛应用于麻醉、止痛等，合作的科别包括神经科、麻醉科与内科，等等。预期不久之后很可能成为独立科别，为广大的患者服务。

不过"催眠治疗"的学说与方法也很多，这里要推介的是结合"重申、重整、重生"概念，发展而出的"催眠现场体验治疗法"。

"重申、重整、重生"概念为最近几年才建立起来的催眠原理，也可以说是一种探讨自我的过程，由于比较温和、渐进，没有高深理论，学习与施治的对象也没有年龄上的限制，因此不同学派的催眠治疗师都可以融合应用，成为自己的风格与秘技。

而"催眠现场体验治疗法"就是让施术者与被催眠者亲临实境，当场体会、修正而立即解决困扰的"催眠治疗"新法。因为过去的催眠治疗都必须经过一段时间之后，才知道建议及暗示是否发挥作用、效果如何，容易出现盲点。"催眠现场体验治疗法"则系将患者催眠之后，实际带到造成困扰的地点或情境，立刻施予催眠暗示或建议，由被催眠者的反应即可知道方法是否正确、是否具有改善效果。若成效不佳，还可现场修正后再做一次，直到获得改善为止。譬如治疗"幽闭恐惧症"患者，就可以先予催眠后，再带到造成患者恐惧的密闭空间，施予各种适当的催眠治疗，以消除其恐惧感。当催眠治疗师看到患者眉头舒展、表情不再恐惧时，即表示"催眠现场体验治疗法"成功。

将"重申、重整、重生"观念与"催眠现场体验治疗法"结合，可以说是催眠治疗的新趋势，远景十分看好。但在说明详细做法之前，必须先提纲挈领说明一下催眠与潜意识的关系、一般催眠的注意事项，以及放松、暗示或建议原则，等等。

了解催眠与潜意识的关系

在催眠之前，先要了解潜意识的运作方式。"潜意识"是收集讯息的软件，24小时不停地运作，以不同的形式把外界的东西收集进来，并不规则地存放在脑子里，又以不按牌理出牌的形式呈现出来。

举个例说，在日常生活中，我们偶尔会一边工作一边听歌或放音乐，但因为整个心思都在工作上，并没有刻意去记歌词或曲调，所以听过也就忘了，有时甚至未注意到放的是谁的歌，或什么样的音乐。直到有一天心情特别轻松，或者碰到快乐之事时，忽然不自觉地哼唱起这首歌来，也许节拍不是很准，歌词也不完全正确，但在完全未刻意学习的情况下，竟然能随口哼唱起来，连自己都会吓一跳。这就是"潜意识"的作用。

当我们一边工作一边听歌的时候，因为整个意识、注意力都集中在工作上，所以能顺利完成工作。但另一种意识则默默地将进入听觉、脑海的讯息收集起来，以备不时之需。因此同样一首歌，听一次可能印象不深，多听几次之后就慢慢记住了，当我们心情特别放松、意识不紧张时，保存在深层意识里的讯息就自然涌现出来，而哼出我们从来未刻意学习的歌曲。由于这个意识深潜在底层，只是默默工作，所以心理学、精神医学上就称之为"潜意识"。

据估计，同样一首歌大约连续听三、四次就能记住曲调，七、八次应该可以跟着唱几句歌词。这就是潜意识的奇妙之处。而催眠分为好几种层次，一般的催眠或"催眠秀"大概只要到浅层睡眠即可，也就是只要到"意识"的层次。但如果要做"催眠治疗"，特别是挖掘内心深处的困扰并加以消除，那就非进入到"潜意识"不可。

催眠前应注意药物、酒精与饮食的影响

顾名思义，"催眠"就是让人进入类睡眠状态，此时意识虽然是清醒的，可以随施术者的指令做各种动作，但身体则处于睡眠状态，可能受到很多情况的影响，譬如药物、酒精或饮食过饥、过饱，都易影响到身心状态及催眠效果，不可不注意。

一、药物易引起过度情绪反应

药物最容易影响催眠效果，而且不同药物会产生不同反应。例如，正在服用精神科药物者，可能在催眠过程中引起不必要的情绪干扰，包括出现幻觉、幻听和过度的情绪反应。而一般疾病药物则可能加重嗜睡状态，使被催眠者无法保持清醒；要不然就是过度清醒、难以催眠。所以凡是正在接受药物治疗者，都应该让催眠治疗师知道，以判断适不适合催眠。必要时还可请主治医师更改处方或暂停服药。

二、喝酒易影响精神集中

虽然喝点酒有助于放松紧张情绪，比较容易催眠，但酒精跟药物一样，容易影响大脑，使精神无法集中；或者发出错误的轻松讯息，让人身心过度放松而无法完成催眠工作。换句话说，酒精所产生的轻松状态，与催眠引导程度有差异性。尤其每个人的酒量不一样，有的人喝一杯之后毫无影响，甚至变得更有精神，但有的人一闻到酒味就醉了。为了不影响催眠效果，施术前最好都不要饮酒。

三、吃得太饱或太饿也不宜

很多人都有"吃饱之后昏昏欲睡"的经验，尤其是有睡午觉习惯的人，如果午餐吃得太饱，又躺在舒适的椅子上，加上催眠治疗室中偏暗的灯光，有时还有轻音乐，很容易就会睡着而无法施行催眠治疗。但肚子太饿也不行，尤其在极安静的情况下，胃部蠕动的声音听得很清楚，会影响集中力；何况肚子太饿时也会觉得不舒服，影响催眠效果。

四、太疲倦时最好不要催眠

在极度疲倦的情况下，人体为了维持健康，总会以休息、打盹来补充体能。因此一进入催眠治疗室、在充分放松的情境下，一定会很快呼呼大睡。此时即使催眠治疗师不断设法控制情况、避免被催眠者入睡，也是事倍功半，浪费时间而达不到效果。此时如果时间充裕，还不如小睡一下再开始，或改天另约时间。

必须强调的是，催眠与睡眠不同，千万不要以为"很想睡觉时去做催眠治疗最容易成功"。催眠治疗一定要在身心稳定、精神不错的时候进行，才有实质的效益。

催眠程序：引导、放松与暗示

事前的准备工作都完成以后，就可以开始进行催眠程序，包括引导、放松与暗示。首先让求助者保持舒适、安定的姿势，为了怕太舒适时睡着，一般认为坐着比躺下适宜，而且最好坐在直背的椅子上，椅子也不要靠着墙壁。被催眠者双脚平放地面（脚掌踩实），双手随意放于大腿上，头部稍微向前倾，而不要懒懒地靠在椅背上。这样就可以开始催眠程序，包括引导、渐进式放松、建议与暗示。

催眠引导的成功秘诀

"引导"又称为"诱导"，可用的方法很多，如：钟摆、水晶、凝视、螺旋状旋转、打拍子、电子声等，大部分的催眠程序都由此开始。就催眠治疗而言，语音、声调无疑是最合适者之一。有人认为女性的声调可能比男性适合，其实不然，实际测试显示男性的声调反而更让人昏昏欲睡。

一般而言，催眠引导成功的要素有以下几项：

一、语调坚定，节奏慢一点

催眠引导所使用的语言或字眼，与是否催眠成功的关系并不大，有时候甚至只要读一段报纸新闻也能达到催眠效果。最重要的还是语调要坚定有力，节奏缓慢一点，只要多练习，自然可以慢慢找到最适合的节奏。此外，被催眠者的喜好或习惯亦不能忽视，譬如有的人特别喜欢像电台节目那么清晰的语调，有些人则习惯像日常谈话一样，一般均以平坦、没有变化的语调最具有催眠效果。当然，语调的变化太大或太生动都不好，但究竟那一种最佳可能需事先沟通，或者经过几次经验以后才能找到契合点。

假如经过一个小时会谈之后，被催眠者对治疗师的声调仍然觉得不适应，或出现反感，那么治疗师就应该反躬自省问题出在那里？很可能是双方沟通不足或尚未建立信赖关系。因为只要关系良好、彼此信任，不管催眠治疗师用什么语言、声调，都可很快催眠成功。

二、治疗师本身一定要有绝对信心

可以肯定的是，催眠治疗师本身一定要有绝对信心，才能成功引导催眠进行，只要声调稍有怀疑就可能失败。因此施术者在催眠前一定要十分熟悉每一种引导方法，先练习最简单的种类，有信心与十足把握之后再练习比较复杂的，直到每一种引导方法都相当熟练、有自信后才开始为人治疗。

三、时间可长可短

引导时间一般并没有硬性规定，可长可短，短者也许几秒钟就可以完成，但也有长达三十分钟尚未进入状况者，原则上以引导至催眠成功为止。

四、语气宜先独裁再随意

引导语气通常分为"独裁专制"和"从容随意"两种。"独裁专制"是由《催眠论》作者艾尔门所提倡，这个方法比较直接，操控性比较强，求助者没有太多选择性，因此初学者比较容易掌握。而"从容随意"则系艾瑞克森的杰作，艾氏可以说是催眠界的传奇人物，他擅于运用催眠语言模式和隐喻，经常以一些随意得让人难以察觉，或简单得不可思议的方法，引导患者进入催眠状态。由于效果太过玄奇而受到许多人模仿、崇拜，甚至专门研究、教授其惯用词汇，但究竟能学到多少，是否真正明白他的用意值得怀疑。

一般建议初学者以"独裁专制"引导为主，累积更多经验和信心之后再使用"从容随意"法；但运用之妙还是存乎催眠治疗师之心，以他最习惯、比较容易运用的方式为主导。换句话说，用自己喜爱的方式，相信其功效，经验丰富之后再自由选择，甚至配合被催眠者的性格自动调整，这就是引导催眠的成功秘诀。

为了便于读者了解，以下举例说明。

催眠引导实例解析

催眠开始之前，治疗师先以平缓而坚定的语调对被催眠者说：

"现在我要你放松脸上每一条肌肉，直到你感觉皮肤都平静过来为止；我一直和你交谈时，你也会专注于放松脸上的肌肉……"

"我在思考你能否做到……放松你脸上所有的肌肉，每一条的肌肉，你会感到皮肤很平静………"

"当其他人放松地坐在这张椅子上时，他们会感觉到脸上所有的肌肉都好像很平静、很放松……我想他们会认为这种感觉很好……"

以上三句要表达的意思一样，但有些微差别。第一句比较专制、语气比较严肃；第二句则较为宽容，意思是"你想做便能做到"，语气也显得有点懒散；第三句则间接地告诉被催眠者其他人会怎么做。

这三个方式也各有优点与适用对象。第一种的优点是直接、干脆，比较适合个性顺从、容易配合者。他们因为对治疗方法及治疗师都有一定程度的信任，因此只要催眠治疗师说出指令便会跟着做，这一类以中国大陆及台湾人居多；第二种带有选择的意味，感觉上不是由治疗师主导，而系被催眠者做决定，也就是被催眠的人亲身感受到肌肉方面的改变（如皮肤放松），再做决定，属于中庸型；第三种则适用于自我保护性较强的人，因此字里行间故意不用听从、附和之类的字眼，而是以比较抽离、局外人的角度去感受。适用于疑虑比较多、安全感偏低者。在海峡两岸及香港三地中，香港人多属于此类型。

若就引导语气来分析，则艾尔门的"独裁专制"法偏向第一种，语气比较直接，在催眠治疗过程中的操控性比较强，被催眠者没有太多选择，因此适用于初学者，比较容易掌握状况。而艾瑞克森的做法比较接近第三种，即被催眠者的选择性比较多，如果初学者经验不足就很可能掌握不到方向，感觉好像被牵着鼻子走，而且并非朝治疗的方向，以致功败垂成。这正是上文主张初学者的语气以"独裁专制"为主的主因。

"渐进式放松法"较容易掌握

渐进式放松法是比较简单、容易掌握的"引导"方法。本法的重点在于语调宜慢而平稳，速度以每分钟不多于二百字为原则；或分成长短大约相等的短句，而且每句之间最好稍作停顿。例如：

"……现在合上眼，听着我的声音……你同样会听到其他声音……附近的声音……街上的声音……但不会骚扰到你……反而帮助你放松，因为……现在外面的世界对你已经不重要……你只需要专注于我的声音……当你听着我的声音的时候……想象你的头顶……很多时候我们的肌肉都由头顶开始拉紧……所以想象你头顶的肌肉……正慢慢开始放松……现在想象你额头的肌肉慢慢放松……眉心和鼻梁附近的肌肉也渐渐放松……慢慢放松眼皮四周的肌肉……你会感到眼皮很放松……不想张开……现在再慢慢放松你脸上其他的肌肉，颧骨、嘴、颚骨的肌肉都慢慢放松……可以完全放松脸部的肌肉，令你感到好舒适……你感到压力渐渐流走……你的嘴可能微微张开，只要感到舒服便可……慢慢放松你的牙齿和舌头……你的身体越放松……你的精神也越放松……很快你便会进入了催眠的状态……你合上双眼……你可能感到它们向两边转动……或者眼皮微微张开……或颤动……这些都是催眠的初步迹象，但如果你没有这些感觉也不要紧，你只要完全放松便会进入状态……现在想象你的颈和肩膀的肌肉……和手臂的肌肉……所有的压力慢慢流走……随着你的思想集中于身体各部分……肌肉便渐渐放松……你的手肘和前臂也渐渐放松……很舒适……很平静……你会感到呼吸变得均匀缓慢……当你渐渐放松……胸口的压力慢慢流走……你的呼吸慢慢向下沉……用胃部的肌肉呼吸……让胸部可以完全放松……想象背部的肌肉……脊骨两旁的肌肉……慢慢放松……腰、骨盆和大腿的肌肉渐渐放松……你会感到很舒适……随着每一下呼吸……身体变得更沉重……现在想象你的膝盖……和小腿……慢慢放松……脚踝和脚掌……一直到脚趾……所有的肌肉都渐渐放松……很平静……很舒服……你开始感到手臂和脚的重量……以至全身的重量……都随着每一下呼吸变得越来越沉重或越来越轻……两种感觉都可以……你都会发觉你的身体变得完完全全地放松……"

特别注意暗示（建议）技巧

大多数来自国外的催眠书籍都将 Suggestion 一词翻译为"暗示"，而将 Trigger 译成"暗号"，其实并没有那么贴切。因为催眠治疗师的指令都是"明示"居多，甚至带有一点命令的口气，而不是拐弯抹角说话（暗示）。Suggestion 的原意大部分指的是"传达新讯息或提供建议"，但为了从俗，本书还是用"建议"与"暗示"。至于 Trigger 可以译为"提醒"或"提醒注意"，主要用来提醒"暗示"，同时照着做，让建议生效。例如"暗示"是"不再吃苹果"；"暗号"或提醒为"当手触及苹果时"。那么当被催眠者的手碰到苹果时，便会产生"不再吃苹果"的念头，而且从此不再吃苹果。

很多人刚开始时都会把催眠和暗示混淆，其实两者的差别很大。总的来说，"催眠是一种精神状态，而暗示是一种思想信念"，我们会在催眠状态中使用暗示，而暗示可让人进入催眠状态。例如许多催眠师常用一句老词："你现在感到昏昏欲睡……"这个暗示毫无新意，但只要正确使用就有效，所以到现在还是一样管用。进入催眠状态之后，再暗示"现在我希望你放松自己…再放松些…再放松些……"若希望被催眠者醒觉、恢复意识之后，能继续完成催眠中的目标，或建立坚强的自信心，则可以再加强暗示："从今天起你会感到更有信心。"方法很多，熟练以后即能视情境随机运用。

一、外界暗示与自我暗示

一般常将暗示分为"外界暗示"和"自我暗示"两种。前者主要是接受催眠治疗师、医生治疗时用；后者则系自己给自己暗示。例如学生考试时，可经由自我暗示以消除紧张慌乱的情绪，从而取得好成绩。运动员则可在平日训练和比赛时，利用自我暗示来消除紧张、发挥平时的实力而取得优异成绩。

二、暗示可产生积极、消极两种作用

善用暗示固然能产生积极作用，但有时也可能导致消极的相反结果。德国法律心理学家柏替在《法律心理》一书中提到，一些描述具体犯罪情节的电影或电视剧，在剧中的某些地方都会劝人不要犯罪，甚至特别打上字幕"剧情纯属虚构，请勿模仿"，结局也是"犯罪者终究会得到恶报"，看起来好像立意非常良善。不过这样的"明示"对青少年的作用很小，甚至完全起不了什么作用；反而是片中那些生动、具体的犯罪情节，给青少年留下鲜明的形象，甚至感到刺激、深受吸引且跃跃欲试，出现"犯一次罪应该也没关系"的冲动。也就是说这些原本"立意良善"的影片，反而"暗示"青少年怎样去犯罪，使他们对犯罪本身及犯罪行为有感觉。所以应慎用暗示，注意其所产生的负面效果。

三、要建立信赖与权威感

进行暗示之前，治疗师要先建立值得信赖的形象与权威感。接着询问病史、做必要检查（由医生或治疗师），然后以简短有力、充满自信的语言，对被催眠者进行鼓励和诱导，告诉他"病情会很快好转"，即强化被催眠者的信心，并产生渴望接受治疗的心理。由于被暗示者已经对催眠本身及治疗师具有充分信心，故能充分配合、密切合作，并取得预期的效果。

当然催眠治疗师更要表现得自信十足，才能让人感到放心，因此在执业之前最好多找几位自愿的朋友或家人练习。一来是家人、朋友多会怀疑催眠治疗师的能力和可靠性，如能催眠、治疗成功，表示功力已足，为陌生人催眠更不成问题了。正因为认识、熟悉的人治疗比对陌生人催眠来得困难，所以一定要找熟人为练习对象。其好处是大家都认识，即使刚开始时老是失败，亲友也会以宽容之心对待，不会责怪，顶多在心里嘀咕"我早就知道他不行"而已。经过几次练习，看到被催眠的亲友顺利地进入催眠状态、享受被治疗的过程，最后神情愉悦地离开，双方的信心都跟着大幅提升。只要能力受到肯定，以后即可轻而易举地将接受治疗者带入催眠状态。

怎样判断是否已经催眠成功

催眠治疗一定要被催眠者进入相当的催眠状态才能进行，受试者越快进入催眠状态，治疗师便越有时间从事治疗工作。但每个人的感受程度不一样，有些人可以在短短数分钟之内就进入最深层，有的则过了半小时还在最浅的催眠状态。既然时间的长短不准，我们又该怎么判断时机是否已经成熟了呢？当然用仪器来量度也是方法之一，例如心电图、生物回馈机、皮肤汗腺仪、脑电波测量仪等。但仪器不能随身携带，恐怕还是用眼睛观察最方便。

依经验，大部分的人一旦进入催眠状态，外表应该都观察得到，不过必须催眠治疗师很有经验，而且"专业的直觉"足够才行。因为有些人就算进入最深层的催眠状态，外表看起来就跟刚躺下来闭目休息时一个模样。好在这种观察外表的直觉功夫可以练习，若有人指点，经过一段时间的学习之后即可变得出奇地准确。通常我们都将催眠状态分为外在观察得到及不易观察两方面来练习。

一、外在观察得到的催眠迹象

通常外在容易观察到的催眠状态包括：身体放松、呼吸变浅、脸红、肌肉收缩、眼皮颤动、眼球急速移动或翻白，以及张开眼睛、吞口水或其他情绪反应等。

1. 身体放松

大多数人进入催眠状态以后，身体都会很放松。如果采坐姿而非躺平，则头部多会歪向一边，脸部肌肉完全静止，好像熟睡那样。有的人则可能微微张开嘴巴，不自觉地流出口水。

2. 呼吸变浅

因为身体放松以后，所需要的氧气较少，所以呼吸通常会减慢、变浅或变得均匀。

3. 脸 红

很多人在进入催眠状态初期，脸部都会变红。有的只是两颊发红，有的则整张脸好像被太阳晒过一样地发红。

4. 肌肉收缩

虽然较难察觉，但若仔细观察就可以发现，有时候两手会因肌肉收缩而握拳或不自主抽动。

5．眼皮颤动

有些人于催眠初期或更深入时，眼皮会急速颤动，有的只维持一两秒，有的则持续长达两分钟之久。

6．眼球急速移动

治疗师可以明显看见被催眠者的眼睛微睁或眼皮紧闭，但眼球左右或上下移动，心理学上称为"快速动眼期"，代表这个人正在做梦。

7．眼球翻白

眼皮半开合，治疗师可以看见被催眠者的眼白。

8．眼睛张开

少数人进入催眠状态后眼睛会自动张开，但通常随即闭上，但即使张开也是目光呆滞，就好像做白日梦时一样。

9．吞口水

通常睡着以后都会暂停吞咽动作，但有些人进入深度催眠状态之后，会因为唾液分泌增加而出现吞口水动作。

10．情绪反应

在催眠过程中，有些人会出现不明原因的情绪激动，通常都因悲伤而流下泪水。除了少数自己透露之外，通常治疗师都不知原因何在，当然也不必探究，只要在催眠状态下，经由暗示予以去除即可。

如果被催眠者出现以上十种反应，就可以判断他已进入深度催眠状态，可以开始治疗了。

二、不容易观察到的部分要细心体会

除了外表可明显看出来的催眠迹象之外，还有一些只是偶尔出现，必须仔细观察才能得知。还也一些可能只有受试者感觉得到，催眠治疗师必须经由暗示或诱导才能得知或证实，包括：

1. 针刺感

被催眠者感觉好像有小针在刺，有的在手部或手指，也可能出现在脚掌或腿部。

2. 感觉沉重或轻浮

大部分的人在进入催眠状态前，都会像快睡着时一样，身体有沉重感，就好像要沉落在椅子之中，或感觉手脚像铅块一样重。但也有些人正好相反，感觉好像整个人都飘了起来，很轻浮、很轻松。有的人形容好像在无重力状态一样，但这类人比较少。

3. 身体变形

可能感觉身体忽然拉长，而且比平常长很多；或某些部分（如手、脚、头等）膨胀；或感觉手脚扭曲。有这种感觉的人很多，可能超乎想象。

4. 时间感变差

对时间长短的敏感度变差，譬如受试者已经处于催眠状态下接近 1 小时，却感觉只有十分钟；或明明才催眠 30 分钟，感觉像过了两小时那么长。醒觉以后若告知真正的催眠时间，他们往往一副不相信的表情，通常都会立刻核对时间。还有一些人完全失去时间感，没有时间概念，因此醒觉以后赶快询问在催眠期间发生什么事。少数人甚至以为自己失去记忆而深感紧张。

5．接受暗示的程度增加

若治疗师发现被催眠者接受暗示的程度增强，不像平常一样充满排斥感，那就表示已进入深层催眠状态，不但可以开始治疗，而且效果也比较好。

6．心跳减慢

进入催眠状态以后，通常心跳会减慢，但外表看不出来，必须测量其脉搏才能得知。

7．脑电波

若受试者必须连接脑电波监测仪器，治疗师才能察觉脑电波由清醒时的贝他，转为完全松弛时的阿尔发。

8．狠　痒

狠痒为中医名词，就是非常痒的意思。有些人在进入深层催眠状态以后，会感觉脸部狠痒，通常伴有脸红现象。这是因为脸部的微血管扩张，牵动了毛囊之故。所以如果发现被催眠者不由自主地抓痒，也可以判断他已进入催眠状态。

9．情绪提升

受试者情绪激动时可以观察得到，但情绪升华多表现在思想上，因此从行为中看不出来。这种细微的情绪反应，不论是正面或负面都很常见，但不易察觉。

10．察觉性

受试者若对于周遭发生的事变得非常敏感，轻微的变动或变化都可以立刻察觉，亦表示他已进入深度催眠状态。唯有在这种情况之下，受试者才会因为心思集中而使感觉变得极度敏锐。

然而不管催眠期间出现的迹象能否观察得到，但大多数都只有两至三种较明显，不可能所有的迹象均同时出现，这是治疗师与被催眠者都必须注意的。

不同催眠状态适合不同治疗方式

催眠状态可分成精神和生理两方面来解释。从"精神状态"言，日常生活中，我们在意识主导下不断思考、分析及学习；而潜意识也同时运作，只是我们无法察觉。而在催眠状态下则完全由潜意识主导，而且容易接受外来的建议或暗示。

就"生理状态"而言，我们清醒时的脑波为贝他 14 至 40（Beta14~40cps），而在催眠状态下，脑波为阿尔发 8 至 13（Alpha8~13cps）；若只是单纯睡眠，则脑波为迭而塔 0.5 至 3.5（Delta0.5~3.5cps）。

在正常情况下，催眠期间的生理状态和清醒时很相似，一切感官如听觉、嗅觉、触觉都很灵敏，也可以说话，所以催眠状态和睡眠是完全不同的。虽然同样在深度催眠状态下都可以从事催眠治疗，但深度不同，治疗的方法也不一样。

催眠深度分为四级

催眠的深度分级有很多方法，通常大约都分成 4 至 9 级，但以"催眠深度"分级法最为普遍。也就是说将催眠状态分为四个深度：浅度催眠、仿梦游表征状态、梦游状态、昏迷状态。

一、浅度催眠

几乎所有人都可以进入浅度催眠状态，此时除了身体感到放松外，注意力也会变得很集中，那种感觉有点像发呆或做白日梦，但神情十分专注，不会轻易受到外界干扰。

二、仿梦游表征状态

催眠治疗师艾尔门（Dave Elman）在《催眠论》一书中，就提到"仿梦游表征状态"，这是比浅度更深入的催眠状态。在此状态中，被催眠者的外表有点像梦游，对大肌肉可以操控自如，例如身躯、手臂等可施行"硬直法"，使整个人或部分肌肉呈现僵硬状态，但不至于达到麻痹的程度。

三、梦游状态

催眠更深入以后，即达到"梦游状态"。此时精神和身体都完全放松，不想任何事，脑海内连空白的意识都没有，没有任何思维，显得很平静。被催眠者就像被完全麻醉一样，对疼痛的感觉不存在，即使被人触摸也毫无感觉。此时可以在不使用麻药的情况下施行外科手术，例如补牙或拔牙等等，患者不会觉得疼痛。

四、昏迷状态

只有少数人经过催眠后会达到昏迷状态。此时被催眠者就像昏迷一样，看不见周围景物，也听不见任何声音。处于这个状态下，患者往往感觉极度陶醉、充满喜悦，就像婴儿蜷曲在妈妈身体内，温暖而舒适。但在治疗层面上，昏迷状态没有什么用途，无法进行任何治疗，即使勉强做也不会产生效果，反而可能因为幻觉和幻听而出现不良反应，必须特别小心。

可以先测试催眠暗示能力

由以上的分析可知，催眠治疗只能在浅度、仿梦游表征和梦游状态下进行。有些初学者以为将求助者催眠得越深，治疗效果越好，其实是错误的。催眠深度要视患者的接受能力而定，起码要能接收到治疗内容才行，如果深入到昏迷状态，已经人事不知，反而一点效果也没有。

如果要了解当时的催眠状态适不适合做治疗，可以先进行"催眠暗示能力测试"。亦即先做简单的暗示，如暗示被催眠者双手向上浮起等等，如果患者可以照做，表示已经在催眠状态中，可以施行进一步治疗。如果毫无反应，表示已深入至昏迷状态，不宜做催眠治疗。

第三章
催眠治疗基础：
重申、重整、重生

催眠治疗方法很多，不同的心理学派或学习对象不同，则其理论、技巧和施行技术都可能不一样。但学派或理论是死的，最重要的是适不适合患者的需要？依据多年教学与临床经验，我认为"催眠治疗流程三阶段"最适宜。因为这个疗程具有完整概念，不管哪个学派的理论都可以套用，求助者有任何需要也都可以解决。

所谓"催眠治疗流程三阶段"，是以重申、重整、重生为基础，所有心理治疗都可以顺着这三个步骤进行，只要不偏离就不难成功。以下稍做介绍。

重申就是"对自己有认知"

"重申"的意思就是"认知"，亦即求助者已经察觉到自己的心理可能出现异常，或生理上已经发生变化，需要寻求别人协助才能解决困扰。

严格说起来，这个阶段从求助者走进治疗室、寻求催眠师的帮助之前就已经开始，而且只要"有病识感"，就等于治好了50%。因为催眠治疗师（或医师）最担心的是患者不知道或不承认自己病了。愿意接受自己有异常的事实，且勇于面对问题，进而步出心中的框架、去寻求治疗，事实上是十分不容易的，愿意治疗就有希望。

这个过程包括两个步骤：患者自愿向外求助；催眠治疗师协助找出问题根源，并设法加以消除。

步骤一：患者自愿向外求助

在重申阶段前期，求助者通常都很犹豫，一般会烦恼自己是不是真的有问题，还是想太多？如果承认有问题，会不会被贴标签，或视为异常？还会烦恼如果问题解决了，要如何面对新生活、新改变。有些人因为担心新生活、新改变不适合自己，宁可回到原点，不愿意面对或承认自己有问题，以致不到最后一刻不愿改变。

这种情况就像景气不好时待在一家自己不太喜欢的公司，想离开又不知道新公司的实际情况好不好，害怕万一跳槽一两个月就倒闭，或因营运情况不佳而被裁员，还不如留在原公司，虽然没有前途，无法升职加薪，至少安稳、没有风险。

如果求助者能够"认知"实情、承认自己有问题，"重申"自己预备面对新生活，那种精神、勇气已经为他奠下成功的基础，这是一个走向健康新生活的大关口。

反之，若求助者不是自愿前来，而系被家人、上司逼迫，被带到催眠治疗室；或者由相关机构转介，则求助者有时会要求给他一张证明，表示已经来过催眠治疗室，这就像"交功课"一样，并非自愿，也非"重申"，治疗结果一定不理想，甚至可以说很难成功或不会成功。在这种情况下，治疗师必须设法和求助者建立良好的互动关系，并在有限时间内给他一些需要的信息，希望他好好配合，才能改善现状。但这只是理想，现实情况往往不如人意。

步骤二：治疗师协助找出问题根源

步骤二由催眠治疗师接手，重点在协助患者找出问题根源。在开始施行前，首先请求助者"重申"他所面临的问题，包括：（1）问题发生的时间及原因；（2）如果问题持续而得不到及时治疗，可能发生什么事情，会影响日常生活到什么程度；（3）什么事情促使他决心寻求治疗；（4）是否已经充分了解不治疗无法改变现状。

当求助者重申了以上问题之后，他对整个事情的前因后果已经描绘出清晰的图画：从问题出现那一刻到后来的影响、改变，后来的发展、延续及加深，曾经做过什么对应措施？周遭的改变与影响、为何到此刻受不了才要治疗，等等。这样专业的催眠治疗师才可以运用技巧，巧妙找出问题的症结。其中，最常用的不外"面谈及回溯"。

顾名思义，"面谈"就是经由与求助者当面恳谈，先建立同理心，取得合适的数据，了解问题，并让求助者充分了解整个疗程的运作情况，以建立信心。而"回溯"就是引导求助者搜寻过往的记忆，回忆事件发生时的零碎影像，经由不断的回溯和对话，拼凑、挖掘出问题的根源。经由面谈与回溯而得出初步结论，加上催眠师的经验与体会，汇整成治疗时的参考。

值得一提的是，在重申过程中，不论咨询还是催眠回溯期，求助者面临的是与事发当时一样的情境，因此难免出现情绪反应，有时甚至波动激烈、情绪起伏，久久无法平息。催眠治疗师既要让患者适度宣泄，又要从旁引导，帮助他再次面对问题，了解过去的心理状态，以作为治疗依据。此种引导的基本原则要像看电影一样，尽量以旁观者的角色操控，而不可过度介入其中，也应避免让求助者承受太多不需要的情绪起伏。最重要的是让求助者从回忆中找到问题的根源、转变的过程，并勇于面对。

对求助者来说，这可能是最辛苦的阶段，因为他要再次面对问题，并透过不同的方法彻底弄清来龙去脉。在这种情况之下，之前未特别留意的人和事都会变得清晰，原本不愿面对的情境都不得不翻出来检讨、检视。说得难听一点，就像砧板上的肉一样，被翻来切去，剥皮拆骨，连内脏也不得不搬出来查看一番。因此情绪严重起伏可以想见，只是每个人的反应都不一样而已。譬如有的可能流泪、痛哭，如梦初醒；有的则只是喃喃自语，或对着空气说话，似乎只是对脑海中出现的那些人述说他的不满或无奈。

经过了这个阶段之后，求助者与催眠治疗师都需要一些时间，来消化、面对从回忆中找到的症结。但无论如何，能够完成"重申"已经相当不容易了。接下来是"重整"阶段。

重整：厘清真象、修补缺失

简单说，重整就是整理事情的来龙去脉，然后大破大立，催眠治疗师经由暗示技巧，逐渐帮求助者修补心灵破洞，从而建立完整而健全的人生观。这个阶段一样分成两个步骤。

步骤一：重新厘清事情的来龙去脉

治疗师已从"重申"阶段搜集到资料，包括问题如何发生及发生的原因、时间及地点等。接着就要"重整"数据，把来龙去脉弄清楚、整理好，让求助者能够有条理及多角度地了解。包括：为什么没有在事情刚发生时就予以控制？受到什么阻碍？为何行为和情绪在一段时间后才突然表露出来？患者希望此事变成怎样？如何改变？以及改变后如何协调、适应等。此外，还要提醒求助者，情境改变之后可能产生"蝴蝶效应"，也就是其他方面也会跟着改变或受到影响，所以要有心理准备。

这个阶段除了整合之前的数据外，治疗师也可和求助者商讨、补充不足部分，或稍做修正及再探索。因为在催眠、回溯过程中所得到的数据比较零碎，经过重整后就比较具体，有用了。

步骤二：帮助求助者修复心灵破洞

"重整"的第二个步骤就是重建数据并重新安排适当位置，然后将新信息植入求助者的潜意识。也就是重建"暗号、暗示"及其他数据系统，直接与求助者的潜意识沟通，以修复心理创伤、巩固新建的潜意识。这是催眠治疗最实用的部分，务必谨慎使用。

譬如在设定暗号时，一定要先了解、考虑到求助者的日常生活模式，才能使暗示发生效用，而且持久有效。催眠治疗时所设置的暗号，往往比刻意植入生活中的暗号有效，而且不着痕迹，随时可以发挥暗示的力量。太刻意的暗号常使求助者想起以前找过治疗师，以为还在催眠治疗当中，以致增加戒心、效果大减。

值得注意的是，经过重整之后，求助者往往以为一切不如意都将过去，对未来充满希望与憧憬。此时治疗师应持中肯态度，评估其可行性，如果求助者根本无法执行，那便应该加以解释，以杜绝其空想。要知道在催眠中产生美丽的画面并不困难，再难的事也能想象出来，但一回到现实，面临做不到的困境时，所带来的打击往往比治疗前更严重、更长久，所以治疗师的把关非常重要。有些经验不足者以为催眠治疗的效果极好，而未加以导正，到头来可能误了大事。

当然治疗师如实地指出这些改变办不到时，求助者可能会感到失落，情绪也会反弹，因此应预做适当引导，使其明白改变的能力、希望与实践的相互关系，再从中找出一个可行的改变方向。

总而言之，在重整阶段中，治疗师一定要先定方向，当求助者的向导，因此除了给予催眠治疗之外，还要多留意身边的事，并思考如何运用在治疗中。当然就求助者而言，慎选有经验的治疗师也是很重要的。譬如求助者有开车恐惧，而治疗师连车都没有开过的话，虽仍然可以做治疗，但因可应用的资料不多，所以对求助者所做的暗示与暗号就不符实际需要，这是催眠治疗流程第二阶段必须特别注意的。

重生：做好迎接新生准备

经过重申的认知阶段、确认问题所在之后，再重整记忆数据、修补心灵缺口，改善情绪与错误的运作方式，催眠治疗便算初步获得成功，求助者可以准备迎接一个健康、不再有严重心理困扰的人生。也就是说，原本有身心困扰的人，经过正确的催眠治疗之后终于脱胎换骨，就好像一个新生命开始一样，所以说是"重生"。"重生"不但是求助者的目的，也是他勇于接受催眠治疗的原因。其进行的步骤亦分为两步，第一步在催眠治疗室施行，重点为给求助者适当的心理建设，以便因应即将到来的新生活。第二步则从踏出治疗室、回到正常生活开始。求助者以全新的方式过健康生活，朋友们都觉得他好像又重新活过来一样，所以称为"重生"。

步骤一：协助求助者做好迎接新生活的准备

重生的第一阶段还是在催眠治疗室施行。在前面的重申（认知）、重整记忆数据及修补心理缺失之后，治疗师已经成功引导求助者解决问题、度过难关，接下来还要再协助他做好心理建设，迎接新生活。

有的人也许会质疑：为什么要做心理建设？主要是求助者刚脱离心理阴影，但还是不确定催眠治疗是否真的有效，对于能否适应即将展开的新生活充满疑虑，所以治疗师必须再加把劲，以暗示、暗号强化其信心。

步骤二：正式迎接新生活

求助者经过催眠治疗之后，离开治疗室，回到日常生活之中，开始适应新生活，所以说重生的第二个步骤在治疗室以外进行。此时求助者因为治疗已经完成，多年来的问题终于获得解决，亲人、朋友不再因此而受到影响，因此心中充满兴奋、自信与期待。但兴奋之中也夹杂着犹疑、不安，主要是害怕治疗不成功，耗费许多时间、精力，到头来有如幻梦一场，还要继续受情绪折磨，也担心不能适应改变后的生活，犹疑自己是否能在众人的见证下证实已经治愈。

到了这个阶段，治疗师的职责好像已经完成，余下的就靠求助者自己去体会、面对。其实不然，治疗师播下的种子正在成长，这些暗示与暗号会随着一同面对新生活、新挑战，若求助者有需要就会自动发挥作用。如果担心求助者因为期望过大而失望，可以预先在重整阶段确立方向与内容，或加上一些自我催眠练习，以便疗程结束后一样具有自信，也能控制情绪。

除了做好心理建设之外，人事、环境等外在因素也应该做调整，包括家庭、学校、公司设备方面的改变，以及行为上的改变。必要时可先通知家人、亲友，让他们一样有心理准备迎接患者的"重生"。

"重生"是生命推演出的生命，是"新生命"的诞生。最重要的是，他仍然是他，只是把不适当的东西留在治疗师的房间。新生命一般都不会记起"接生"的医生和护士，也不会记起治疗师。求助者迎接新生命，治疗师迎接下一个新生命的诞生，治疗室就像医院一样，有生离死别不同的部门，最重要的是来的得到，去的解脱。

实例与应用

以上的分析也许无法让人充分了解催眠治疗流程三阶段的实际做法，因此再以三个实例：对密闭空间的恐惧及如何应用于小孩、老人身上，看过之后应该就可以豁然贯通。

案例：改善对密闭空间的恐惧

求助者为一位 36 岁的黄姓已婚女性，工作稳定、生活正常；但不知道从什么时候开始，只要在一个密封的空间里待太久，就会无由来地感到害怕、不安、恐惧，包括长途搭车或坐升降机（主要是电梯）。症状多半是感觉空气不新鲜或不流通，呼吸不顺畅、快要窒息，或者胸闷欲呕，必须尽快离开那个空间才能暂时缓解。这种情况已经造成她及周围亲朋友人的困扰。

重　申

求助者意识到这个问题已经困扰了好几年，担心有一天情况不能控制，可能造成严重伤害，她也知道不赶快找专业人员协助不行。偶然间看到一则有关"催眠治疗"的报导，其中所说的治疗成功案例与自己的情况非常相近，因而鼓起勇气寻求治疗。

催眠治疗师发现，求助者已经意识到自己的行为有些异常，愿意寻求协助、走出困局，已经达到重申的第一阶段标准。接下来要了解的是：问题是怎么发生的（原因）？如何开始？已有多久时间？

黄小姐表示，大约四年前，她与几位朋友开车去一家餐厅用餐，估计车程差不多一个多小时。但车才行驶半小时左右，她已经感觉空气不流通，有点闷热不舒服。于是征得朋友的同意调换位子、坐到靠窗处，而且将窗户打开，希望能呼吸到较多新鲜空气。但过了一会儿，还是觉得空气不够流通，呼吸也开始不畅顺起来，有点恶心欲呕。因此示意朋友立刻停车，让她下来走动一下，同时活动活动筋骨，稍微好转以后再上车。想不到再走30分钟后又感到很不舒服，不但呼吸困难、恶心，还出现莫名的恐惧，害怕即将发生不好的事情，心情愈来愈紧张，只好请朋友再让她下车休息一下。就这样走走停停，花了很长时间才到达餐厅，不过一行人已觉得兴趣全无，没有胃口了。黄小姐固然觉得过意不去，友人也觉得她怪怪的、有些不对劲，那种症状不像晕车，好像是太过神经质，因而建议她去看医生。

后来又发生几次类似状况，让她变得不太敢长途坐车，所谓"长途"，是指行车时间超过半小时而已。过一阵子才发现，类似的症状不只搭车才会出现，连搭乘电梯也一样。刚开始只是电梯太拥挤才会心跳加快、难以呼吸；到后来只要进入电梯就会紧张、担心窒息，因此偶尔与友人一起逛高楼层的百货公司时，一定选择搭电扶梯，或者分段搭乘电梯，譬如每坐两层就下来逛逛，再继续往上。亲朋好友看她变成这个样子，都觉得奇怪、有病，而逐渐刻意保持距离。

这种情况愈来愈严重，到后来只要症状一出现，如果无法及时舒缓，如停车、到路边休息，或即刻走出电梯，便会心跳加速、冒汗、想呕吐、身体变冷、觉得很虚，时间长一点则出现眩晕，担心会突然死掉。黄小姐渐渐意识到这种情况不正常，而且已经对日常生活造成诸多不便，必须设法解决。但在找到适合的医生之前，只好先自己预防或避免乘车、搭电梯。譬如尽量选择人潮较少的时刻、控制坐车时间不要太长；如路程较远又没有自己开车，那就不搭直达车（中途不能下车），宁可多转几趟。这种变通办法虽然解决了一部分难题，但问题并没有根本解决，还衍生了许多困扰。例如浪费了许多宝贵时间、影响友谊与亲子关系，因而经常自责，心情也变得很差，到后来只好尽量避免和熟人一起出门。

即使如此还是烦恼丛生，譬如四岁大的女儿已经慢慢懂事了，每次带她出门都要问：为什么要经常上车、下车？为何不能像其他人一样直接坐到目的地？有时候玩得很累，还会嚷着不要下车、快点回家睡觉。硬抱着下车以后，女儿就发脾气，认为她不是好妈妈；但黄小姐也无法解释明白，深感痛苦。她知道生病了，必须看医生、服药治疗。

但去医院看过内科、神经科、呼吸治疗科都找不出原因，最后转介到精神科，医生才告诉她可能罹患了"幽闭恐惧症"或"密闭空间恐惧症"，除了乘车、搭电梯时最容易发作之外，有时待在狭窄、密闭的房间中太久也会害怕。但精神科医生只是开给她一大堆药，吃了之后有点想睡觉，好像没有什么帮助。后来偶然从网上得知，这种"幽闭恐惧症"也可以用催眠治疗，还有很多成功病例，因此也打算试试看。

患者有了"病识感"之后就可以做催眠治疗了。方法是经由催眠回溯，以了解问题的症结、原因和过程，再开始"重整"阶段。

重 整

治疗师先深入了解求助者印象深刻的一两次恐惧记忆，以及最近一次的发作情况，比较发病时间远近与程度，知道什么情况较容易诱发，其他环境因素的影响等等。除了重新整理问题，让其条理化，也借机让求助者重新认知病情，知道接下来将进行的程序。

治疗师首先施予催眠，引导她慢慢深入回溯问题的起因，分析为什么会恐惧，而且一直延续现在，造成日常生活的困扰。

黄小姐在深度催眠状态下慢慢说出，事情发生在刚生小孩那一年，因为请谁带孩子的问题与婆婆弄得很不愉快。而连续假期又不能不回老家。当时车厢内通风不好、冷气不强，外面太阳又十分猛烈，晒得车厢像锅炉一样，感觉很闷热。加上上车前吃得太饱，路上又因塞车而走走停停，而有恶心欲呕的感觉。因为不太舒服而打开窗户让空气流通，刚开始觉得还好，不久即闻到路上其他汽车排出的废气，以及太阳晒到地面反射上来的柏油味，呛得简直无法呼吸。因此立即要求开车的先生停车，让她下车透透气。休息几分钟之后稍有好转，但一回到车内，不舒服的感觉又翻涌上来，只好再下车透气，停了好几次才终于回到婆家。果不其然，婆婆一看到她们迟了那么久才回家，就不停地叨念，又数落她不会带孩子，弄得气氛非常不好，可是全家就挤在一个房间里，无处躲藏或逃避，感到非常痛苦。从此以后，每次想到要回家就不舒服；一上了车就觉得恶心想吐；加上老爷车的冷气不强、交通又乱，新愁旧恨混杂在一起，让她感觉更加不适，非得分成好几次"下车透气"不可。连续几次之后，不知不觉中就害怕长途坐车，甚至连搭电梯、待在密闭的房间里也有窒息感了。

催眠治疗师分析，因为连续几次回婆家的不愉快乘车经验，以及路上停停走走、开窗、下车休息等影响，不知不觉中就烙印在潜意识中。以后只要一上车，因为潜意识就出现"车内不舒服就要停下来"的联想，而停下来吹吹风果然能舒缓不适，所以每次在密闭空间里停留久一点便感到不舒服，一到开阔处就好转，此乃标准的"幽闭恐惧症"或"密闭空间恐惧症"。

重整的第一阶段除了分析问题外，还要协调以后如何治疗，并设定改善计划，经过充分讨论后拟出一个可以共同接受的方向。催眠治疗师必须说明治疗后会出现那些改变、以后的生活会有什么不同？求助者的问题可以因此解决吗？双方对治疗形式和结果有了共识之后，再开始重整第二阶段，即将暗示、暗号等植入潜意识之中。这是催眠治疗中的最重要程序，必须特别用心。

植入潜意识的暗示、暗号很多，最简单的就是：催眠之后回溯到四年前最不愉快的那一天，当患者觉得车内空气不流通，必须到车外休息时，治疗师立即教她一些简单的呼吸控制法，经由暗示而在她脑海中出现一个新影像：我已经可以控制呼吸和情绪，现在正舒服地准备回到车上。

接着根据重申第二阶段得到的资料，给予暗示和暗号。例如："每当感到车厢内空气不流通时，除了打开窗户、调整冷气外，还可以控制呼吸，就如刚刚在路边一样，心情也会舒泰下来。"暗号可以是："当手把窗户打开时"或"调整冷气"时。因为之前已经透过催眠了解问题和反应，知道这是巧合所导致的习惯性反应，所以只要适当去除这种反应就算成功，也比较容易接受暗示。

基本的催眠治疗完成后，可以再加上下一章即将介绍的催眠现场体验法，来巩固暗示且可实时应用。

重 生

做好催眠治疗后，便会踏入"重生"的阶段。亦即经由重申令事件清晰，重整修补错误的情绪反应，终而恢复健康，以后有适当机会时再做催眠实境体验，让她在现实世界里感受治疗的成效，所以当她离开治疗室时就好像得到重生一样。她可以和女儿、朋友一起开始新生活，不用上上下下换车，也不用再逃避社交活动。

整个"重申""重整""重生"的流程都顺着基本的治疗过程编排，没有文化的隔膜，也没有潮流的问题，能够在不同年代应用，不像某些方法只对某一个种族才适用。如果不是催眠师，只要将催眠的部分抽掉，就可套用在不同心理学派的手法中，作为心理治疗或心理辅导之用。

平日也可以简化使用，如爸爸把打破杯子的小孩子骂哭了，可以重申：为什么小孩子会打破杯子？原来是因为水太热导致杯子太烫，小孩子一拿被烫而受惊吓，导致杯子掉落。爸爸也可以重申"为什么会骂孩子？"因为杯子是爸爸小时候所用的，有很多回忆，破掉了很不高兴。重整阶段可以是爸爸知道自己反应过度，当时还不知道原因就骂了出来，但有深厚感情的杯子被打破了当然有情绪。虽然被爸爸骂很委屈，但小孩子也会明白爸爸的心情，如果自己心爱的玩具坏了也会不高兴。因此，下次再拿装热水的杯子时会更小心。当父子都清楚事情的因由、大家反应的原因，便可以说出下次再遇到相同事情时该怎样处理，那重生便构成了。只要顺着重申、重整、重生的阶段程序应用，不是心理学家也可以慢慢解决问题。

小孩子的催眠治疗与大人不同

催眠治疗三阶段在小孩子身上的应用与大人有些不同，必须留意。

一、"重申"对象以转介人为主

大部分非成年人个案都是父母带来或由学校等团体转介，也就是说小孩子并不是自发性地要求治疗（不认为自己有问题），而是身边的长辈认为这个孩子的行为异常，需要治疗，所以重申（认知）的步骤与之前所说的有些不同。治疗师必须先从转介人（如家长、老师、社工人员等）处了解个案的问题，再和小孩子倾谈，确认转介人所讲述的问题是否成立、是否夸大，也进一步了解问题的严重程度。

因此在重申的第一阶段，是对小孩重述一遍转介人所指出的问题，观察他的反应，看其表情是认同或不以为然。此时小孩子的性格和思维成熟程度会直接影响到答案，如果他对大人的说辞没有什么意见（异议），或者完全接受，认为自己有问题，那么治疗师便要由转介人提供的数据，加上对小孩的观察结果作出判断。若小孩子已经有讨论能力，也能够发表意见时，就可以提出转介人所说的疑虑，与小孩子互相讨论，找出同意与不同意之处。

到了重申第二阶段，首先要告诉小孩子：经过治疗之后，生活方式会发生一些变化，必须要有心理准备。如果个案并不认同，就要再告知转介人，让其多加留意并适时给予辅导。治疗师也可邀请转介人一同协助小孩"重申"，因为转介人虽然提供了很多资料，但与小孩讨论过后，往往发现两者有些出入，必须互相协调、定下以后的努力方向，以减少日后摩擦。这个环节涉及小孩子与转介人之间的互动，影响治疗结果甚巨，所以必须审慎为之，其余则与一般重申程序无异。

二、重整要加上"角色扮演"的游戏概念

在重整方面，一般认为只要以小孩可以接受的催眠和导入方式就可以了。例如以往惯用的电影院、电视、布偶剧、计算机、PSP、NDS 等均可。但个人认为电影院和布偶剧的方法已经有点过时，还是计算机、PSP、NDS 等比较贴近小孩的生活方式。若能加上"角色扮演"的游戏概念，小孩子就比较容易产生幻想，因而愿意尝试与跟从，特别是平时常玩电动玩具的小孩子，效果更明显。

三、重生要避免旧事重提

到了重生阶段，除了小孩本身之外，转介人、家长、同学等都要尽量配合，稍微改变或调整一下生活方式与态度，也就是以平常、健康、与常人无异的态度一起过新生活，而不要再以"有病"或"异常"的眼光看待。其中的关键当然是身边经常一起生活的人，不

管用语或动作，最好都不要让小孩子勾起以前的不好回忆，才不会功亏一篑。例如以前小明最害怕看到、碰到橘子，也不敢吃，那么治疗之后，家人就要改变心态，忘记以前小明怕橘子的事实，完全不讲、不表现出怕他看到的样子。尤其不可以紧张地对其他家人说："赶快把橘子拿走，小明最怕橘子，不要给小明！"因为这样一来只会勾起个案以往对橘子的害怕记忆，出现当时的紧张画面，只有坏处而没有一点帮助。

催眠治疗流程三阶段最重要的是抛开阴影、重建信心，这对小孩子的治疗尤其重要，因此成年人要和个案一起建立信心，鼓励他勇敢向前。如果成年人、转介者对个案没有信心，小孩子的自信心也会因而动摇，更何况旧事重提、打击信心的举动呢？所以说小孩子的"重生"阶段最重要，大人要避免旧事重提、打击信心之举，这样催眠治疗才容易成功。

老年人如何做催眠治疗

老年人应用催眠治疗三阶段的注意事项又略有不同。他们在重申阶段给的数据通常比较丰富、多样化，因此治疗师必须能抓住问题核心，再加以引导或共同讨论。由于老年人的记忆力都有普遍性减退倾向，所以不要勉强他去回忆，否则不但会带来压力，还可能让他感受到能力已经衰退的事实，以致自我形象低落（自惭形秽），使问题变得严重而复杂。

在"重申"的认知阶段，治疗师提出问题时可以适度用照片、图画和文字辅助，与个案一起绘制事件发生时的图画，或条列式的记下重要的数据，以免老年人忽然忘记他说过的话或曾经发生的事。此举有助于增强治疗师与个案的互信程度，利于往后的治疗。

在"重整"阶段，要留意老年人的能力是否符合他的期望，因为年纪大的人都有高估自己能力的倾向。若治疗师有所怀疑，可在征得个案同意之后，询问其家人，以了解日常生活的确实情况。

到了"重生"阶段，最重要的是协助解决其安全感与孤独感问题，尤其要注意人格变化，其他就和一般疗程一样。一般而言，老年人的人格特质如下：

一、没有安全感

主要表现在身体健康和经济方面。年纪大了以后，身体各系统和器官功能都逐渐衰退，甚至经常引发各种疾病、疼痛，因此普遍担心健康问题，对身心状况特别敏感。此外，老年人还担心没有收入之后经济方面缺乏保障，无法自主生活与获得良好的疾病医疗与护理。

二、孤独感

多数的老年人都有孤独感，只是每个人的诱因与表现方式略有不同。例如对退休生活不适应所导致的"群众失落感"；领导阶层离开工作岗位后出现的"权势失落与孤独感"；但最普遍的还是"家庭关系失落感"。绝大多数的老年人都渴望并追求天伦之乐，他们最大的精神寄托还是良好、和谐的家庭关系。如果子女由于种种原因而忽略了对他们的关心，就会深感孤独和痛苦，万一子孙不孝或事业不顺利，其孤独感也会加重。

三、适应性差

老年人不容易适应新环境和新情况，他们对周遭环境的态度逐渐趋于被动，依恋旧有的习惯，较少主动体验和接受新的生活方式。学习新东西也有困难，对意外事件的应变性比较差。

四、拘泥刻板，决断速度减退

年纪大了之后，冲劲减少了，比较注重准确性，担心闪失而毁了一世英名，往往宁愿牺牲速度以减少错误，也就是说行为比较拘泥刻板。虽然不同的人在不同年龄的表现都不一样，具有显著差异性。但据估计，多数人超过 53 岁以后，其刻板性就会逐渐增强，因此在解决问题时，往往为求谨慎而减慢决断速度。

五、趋于保守

老年人经验丰富，也注重以自己的经验为傲，希望传承给自己的子女。若晚辈对此不以为然，或不愿意照单全收，就会显得不理解、不高兴，难免发牢骚。其实爱谈自己的经验也是个性趋于保守的表现。

六、回忆往事

老年人的心理世界逐渐由主动走向被动，由外部转向内部。因此很容易回忆往事，遇到事情也容易联想到过去的经验。而且年纪越大，这种回忆往事的趋势越明显。

据调查，超过 60 岁以上的老年人，大约三分之二已经意识到自己的人格发生了变化，因此"重生"并不困难，只是速度比较缓慢而已。只要家人与晚辈能够多给予同理心支持，老年人由重申、重整到重生都很容易执行，也就是说催眠治疗并不困难。

团体中如何应用重申、重整与重生

每一个团体的组成都有一些共同特性，有的是成员背景相同，如同一个公司、同样的机构，因为经常必须面对同样的问题，所以在"重申"的第一个阶段，团体成员可以互相鼓励、彼此扶持，以强化信念不太强同仁的信心。到了第二阶段，则让团体内的成员尽量表达意见，同样的问题可以互相分享、讨论，但不一定要有答案，因为这个阶段最重要的是全面了解问题，而不是立刻解决。团体治疗的好处是可以互相支持、鼓励，以过来人的身份说明当时怎样面对问题、如何度过难关，他所用的方法虽然不一定适合其他成员，但可以证明问题确实可以解决。值得注意的是，若要在团体中使用催眠回溯技巧，一定要准确掌控时间，否则成员进进出出，有的人才刚刚进入催眠状态，另一些人则差不多可以离开了，在进度上会出现一些落差。

"重整"阶段与个案的最大不同，是催眠治疗师不只帮组员整理、解决问题，而是整个团体一起为共同目标而努力。团体的力量不但能凝聚动力，经由集体讨论之后得出来的方案，可能比治疗师自己一个人苦思、策划的还要详细有用。因此治疗师只要予以理性分析，和每一个成员讨论，找到治疗方向即可。

至于"重生"阶段，可以设立回馈小组聚会，让成员分享成功的感受，加强尚未成功成员的自信心，朝成功迈进。

第四章
催眠现场体验治疗法

"催眠现场体验治疗法"是指治疗师引导求助者，在催眠状态中亲身经历、体验，进而根本解决困扰的方法。在经过重申、重整与重生之后，可以再用催眠现场体验治疗法巩固疗效，也可以单独使用本法做治疗。为了简单易记起见，通常简称为"催眠现场体验法"。

顾名思义，"催眠现场体验法"就是在催眠之后，将求助者带到造成他困扰的实境中，为他分析当初造成困扰的原因，让他了解这些因素根本不存在、不重要，而且很容易可以消除。接着利用暗示技巧将其从潜意识中消除之后，让他在实境中体会到原来造成困扰的问题已不存在，从此可以正常、健康地生活、工作。

"催眠现场体验治疗法"与传统催眠的不同约有以下几项：

1. 两者同样都是运用"回溯"法，找出造成问题的个中原因，并以暗号及暗示（建议）予以消除，达到治疗目的。所不同的是，"催眠现场体验法"不仅让暗号及暗示在催眠状态中发生作用，还可以继续在现实环境中发挥效用，不会因为醒觉而失去效用。换句话说，催眠现场体验法的暗示与暗号可发挥持久性作用。

2. 传统催眠法只能从求助者的响应中，得到第二、第三手的脑内影像数据，而催眠现场体验法不仅能在催眠状态中面对问题，即使从催眠状态下回到现实环境，一样可以验证、试验治疗后的反应。在治疗过程中，若治疗师发现给予求助者的暗号及暗示内容不合适或无效，就可以实时修改，这是传统催眠法较难达到的。

3. 治疗师与被催眠者共同面对问题，一起解决。催眠现场体验法的整个程序都由治疗师安排、控制，除了必须安排一个安静、安全的环境之外，治疗师也全程陪同求助者面对问题，随时解决疑难，做好万全的保护措施。万一建议（暗示）程度不足而无法收效，治疗师即可立刻协助求助者面对，同时修正催眠后的暗示；或再尝试找出先前找不出的其他隐藏原因，实时重新编排暗示内容，以弥补之前可能忽略；或暗示程度不够深入的地方，帮求助者一次解决问题，不会使患者因为一时孤单而担忧、害怕。通常只要事先做好预备和评估工作，成功率就很高，不像一般催眠多任由求助者独自面对问题与困境，万一治疗不成功即可能产生更大反差，反而不利。

4. 可实时亲身体验治疗成效。一般催眠法都要等一段时间之后，若求助者再度遇到同样情境，才能验证治疗成效，时间可能要一天，一个月，一年或者更长时间。除了有效程度不在治疗师的控制中外，一旦暗示失误，还可能出现反弹现象，让问题加深、恶化，求助者因而对治疗方法失去信心，以后更不容易实施催眠治疗。而"催眠现场体验法"可实时让求助者知道治疗成效，同时亲身体验、确认改变情况，醒觉以后即可适应新而健康的生活。

已有许多催眠治疗成功案例

前面已经详细说明我治疗过的"幽闭恐惧症"案例，这里再以"催眠现场体验治疗法"做说明。

我于 2002 年开始使用"催眠现场体验治疗法"，第一个个案是一位 36 岁，有稳定工作及生活的已婚女性。她无法待在一个密闭空间（如车厢、电梯中）超过半小时，时间过长就会感到呼吸困难，害怕即将有不利的情况发生，心情因而越来越紧张。

初次面谈时得知，她是四年前偶然发现自己对密闭空间有特殊反应。有一次和朋友一起开车到一个多小时车程的餐厅用餐，因为车内闷热，就与坐在窗边的朋友对换位置，并把车窗开到最大，让风吹进车内直扑面上。虽然空气流通了，但不一会又感到呼吸不顺畅，需要更多新鲜空气，只好立即下车，暂时离开车厢走动走动，同时呼吸更多新鲜空气。之后约每半小时都要下车休息，否则只要超过半小时便感到呼吸困难、惶惶不安。

治疗时发现，她的问题不仅发生在车厢内，若电梯内太挤迫时心跳也会加快，同时感觉难以呼吸。如果楼层太高，就必须分段搭乘才不会感到痛苦。我以"催眠现场体验治疗法"对她进行治疗，让她现场体验治疗效果，结果证实当时反应和催眠后的暗示效果都十分理想。以后又与精神科医师合作，治疗了许多个案，证明催眠现场体验法确实有效。

要注意安全因素与催眠局限性

要注意的是，催眠现场体验法固然有效，但治疗师绝非万能，并不是任何问题、任何情况都有办法解决，因此在决定为人施行催眠治疗之前，一定要先评估求助者的问题点可能在那里？能不能在催眠中解决或治疗？万一技术上无法克服时该怎么办？以免届时张皇失措，对双方都有害处。原则上，在面对危险性较高或以暗示无法解决的情况时，应以安全为第一考虑，必要时可以用安慰、开导的语气安抚求助者。例如在回溯过程中，求助者身处地震现场，看到楼房倒塌，至亲与好友被柱子压着，由于自身无能为力，而哭喊着想要救援。在这种情况下，治疗师也不可能利用催眠现场体验法进行治疗，只能用其他方法进行治疗。

另外，如果在回溯中碰到已经过世，或不可能再接触到的人和事时，也不可以运用催眠现场体验法治疗。当然，如果发现解决问题的方法会伤害到求助者的身体，那就不宜应用，因为治疗的目的在改善不适，绝不可用造成另一种伤害的方法，来取得经验或尝试解决另一个问题，否则只有治丝益棼了。

当我们对催眠治疗程序有了基本概念，也掌握了技巧，更了解如何预计、评估、防止与避免特别情况发生以后，就可以开始进行"催眠现场体验治疗法"了。

确实做好治疗前的准备工作

俗话说"工欲善其事，必先利其器"，有了上述的基本知识与防范措施后，还要准备适当工具，做最后检查，务必尽量做到没有瑕疵。

一、准备适当的诊疗室与器材

原则上，只要不受干扰的地方都可以当做催眠治疗室，例如客厅、卧房、办公室、会议室、车厢、阳台等，但最重要的还是让受试者和治疗师都感到舒适、安全。此外，至少要有一张可以躺卧的椅子，让受试者可以很放松、很平静地与治疗师倾谈。当然最好加上毛毯和软绵绵的背垫，这样求助者会觉得更舒服。还可准备一套小型音响，播放柔和音乐，使气氛更好、心情更轻松，必要时还可录下治疗内容（被催眠者坐着或躺卧较合适，需视个案而定）。

再来一盏可调节亮度的灯，光线要尽量柔和。如果能力许可，不妨准备一些必要的设备，如生物回馈机，以监看在催眠状态下的生理变化，如心跳率、血压等。当然房间还要有特别良好的隔音系统，完全隔开治疗室与等候室的声浪，不要让不相干的人听到。

最关键、绝不可忽略的是具备专业资格，能竭尽所能为求助者解决问题的临床催眠治疗师。

二、判断求助者是否适合做催眠治疗

前文提过，几乎任何人都可以被催眠，只是能被催眠的深度不同。但临床上凡是年纪小于四岁、智障及受到酒精或药物影响的人，因为无法正常沟通而不适合催眠。除此之外，还要留意被催眠者是

否怀孕，有没有心脏病或精神疾病等。

这里所说的"精神病"，是指情感或情绪方面的病症，而不是不能作正常思维、反应的精神病患。精神病患之所以不适合做催眠治疗，是因为他们往往分不清现实生活或在催眠状态下。精神病患和情感困扰病患的最大区别是，精神病患觉得全世界都跟不上他的步伐，所以情绪经常起伏不定；而情感困扰者知道是自己有问题，和其他人无关。情感困扰者会希望病情赶快好转，而精神病患则不认为自己需要治疗。因此，除非受过精神治疗专业训练，而且非常有经验，否则不应该为精神病患做催眠治疗。

就心脏病患者而言，在使用回溯和分析技巧期间，其情绪可能会有起伏，因而出现心跳加速、血压上升和肌肉紧张等现象，而这些可能对心脏病患者有负面影响，所以不适合催眠治疗。孕妇的情况也差不多，由于接受催眠治疗时可能情绪起伏较大，其对腹中胎儿的影响多大难以评估，因此适不适合催眠治疗一定要非常审慎小心。

另外，若求助者的情况必须先接受正规医疗才可能改善，治疗师便不应为他进行催眠，除非主治医生同意且认为有必要，否则病灶未除，症状即不可能好转，甚至可能恶化，对双方都有不利影响。所以说，若没有主治医生签署的同意书，就不应为有重病、只希望减少身体痛楚的人进行催眠治疗。

三、注意环境因素并预做防范

在使用催眠现场体验法之前，必须注意环境因素，预做防范措施。下面以我曾经治疗过的"害怕搭电梯"者为例，稍做说明。

　　施行催眠现场体验法时，通常要先在治疗室将求助者催眠，再带他搭乘电梯，予以适当暗示治疗。可是催眠治疗师必须预先想到，在求助者已被催眠的情况下，从治疗室走到电梯大楼时，中间可能遇到许多人、物、事，所以治疗师一定要预先安排好，避免在治疗期间（路上或电梯间）碰到其他人，而受到影响或骚扰，譬如和认识的人打招呼，甚至趋前握手、攀谈。通常要避开人多的路段比较容易，一旦步入电梯间或电梯内，由于进出的人数众多而复杂，就比较难以控制。如果治疗师没有办法暂时以专用钥匙控制电梯，就要先"暗示"被催眠者"不管碰到谁都可以不必理会，也不会有任何影响"。亦即在求助者眼中只见到治疗师，耳朵只听到催眠师的指令，其他都充耳不闻。简单来说，这技巧是让求助者对周遭事物不会产生共鸣和感觉，因此不会刺激求助者的其他思维，而形成类似我们日常所说的"透明"效果。

　　当然治疗师也需预做准备，万一还是有"不速之客"出现，被碰撞或要求回答时怎么办？最基本的方法还是"预先防范"，例如尽量利用比较少人的时间去搭电梯，尤其避免在上下班或用餐前后，通常以星期六下午、星期日或下班以后比较适合。要是真的有熟人询问某公司在第几楼，或一些寻常问题时，治疗师可以求助者朋友的身份响应。如果还有进一步问题时，治疗师便须随机应变了，譬如可以用手势或眼神暗示求助者不舒服，不便回答，等等。或者治疗师干脆就挡在求助者之前，隔开其他人以避免受到碰撞。要是治疗师实在没有操控治疗环境的把握，或者担心评估错误，那就不要用催眠现场体验法，改用其他催眠法。

四、安全性也必须考虑在内

除了以上所提的环境因素外，安全性的考虑也非常重要，尤其注意求助者的心理因素。当然在运用催眠现场体验以前，治疗师理应已把求助者的发病原因找出，并设下催眠后建议，使求助者即使身处当时的环境，也不会出现不安或回到正常反应。一旦开始运用催眠现场体验法，若预设的反应未生效或不理想，就要立即想到其所受到的影响，判断求助者能否承受？实在不得已，只好设法安全地把求助者带回治疗室再想办法。

这里所谓的"安全性"，是指治疗师应先查证求助者的数据，评估一旦出现情绪负面变化时，只需离开电梯，稍作休息便可控制下来？还是以前每次情绪激烈波动便会歇斯底里，甚至马上晕过去？如果是前者，治疗的风险就比较低，安全性相对较高；若属于后者，则治疗风险相当大，安全性比较低。而"催眠现场体验法"的目的在加强正向改变，朝积极面发展，若风险太高，便不宜运用。此时治疗师也可以有两个选择：一是运用技巧，从旁协助以减轻负面影响，因为与一般催眠比较起来，有治疗师在旁协助总是比较安全；另一种选择是运用一般催眠治疗，让求助者独自面对。其中当然以后者比较负责任，且受到求助者欢迎。

简单而言，治疗师需要在事前评估环境和求助者受到情绪起伏的影响程度（即治疗的风险性），并预计治疗中可能发生的突发状况和应变方法等，全部准备妥当之后，才能开始运用"催眠现场体验"

技巧。

初次会谈及其注意事项

事前准备妥当之后，就可以开始与求助者进行初次会谈。这是确保治疗师能够真正地替求助者解决问题的不二法门，只有经过初次会谈，求助者才能够安心地接受治疗。在整个过程中，治疗师最重要的是让求助者知道他"正在认真倾听"，感受到真正的关心。因此时间不必很长，但一定要在行为上处处表现出同情心与同理心，只有设身处地关心才能进入求助者的内心世界，受到接纳。因此治疗师在初次会谈时应该特别审慎小心，既要受到信赖、获得接纳，又不能让求助者有太高的期望。

一、不要让求助者期望太大

有些人看了舞台上的催眠表演或坊间的宣传资料之后，以为催眠治疗万能，因而抱持过多期望。譬如，因为坚信催眠治疗有效，要求一天进行多次以加快疗效；或以为一个催眠疗程便能改变性格，立即脱胎换骨；甚至要求治疗师为他做一些违反法律的事。事实上催眠治疗师只能在一定范围内表现他的才能，为需要者解决困扰，但无法解决所有的问题。因此在接下个案，与其进行初步会谈时，就要将彼此的权利义务和治疗范围说清楚、讲明白，以免怀有过多期望，一但期望落空，反弹也愈大。

二、设法建立良好的关系与默契

治疗师平时就要建立亲切、可信赖的形象，并与求助者保持良好的互动与合作关系，慢慢建立默契。在初步会谈时即讲实话，不要猜测求助者的心意，只是了解他的原因，按照他的需要进行治疗。坦白告知并解释接下来的治疗程序，以及治疗后可能带来什么效果，等等。一定要求助者对催眠师有信心，才会安心接受治疗，否则就不要勉强。此时被催眠者可以提出意见，与治疗师沟通，千万不要给治疗师过大的心理压力，否则一定达不到效果。万一求助者的情况很严重，又无法建立信赖关系时，最好予以转介。

三、注意事前找原因，治疗后要巩固

其实催眠治疗并不困难，只要事前找出原因，治疗后再设法以暗示和暗号巩固即可。首先治疗师要深入了解求助者的问题核心，如：问题从什么时候开始？情况是否转坏？其出现的频率？求助者是否用过其他解决方式？如果治疗师从未接触过类似问题，或涉及暴力、其他违法之事，就要断然拒绝为他治疗。

而催眠治疗中最重要的莫过于"寻找问题根源"。因为造成困扰的症结可能不是近期发生，而是在孩童时期，这些不愉快经历可能成为日后的心里大敌。不过如果当时求助者还在年幼时，且认为那些事情没有什么大不了，便不会构成长远的心理影响。相反的，若当时十分介意，只是潜意识将其压抑下来，则影响便会很长远。而且从那时候开始，潜意识即一直影响求助者，使他极力避免类似的情形再发生。当潜意识判断类似的情形再出现，而作出反应时，求助者可能并不自觉。例如，很少人会因为曾被关在一个狭窄的地方，而令他患有幽闭恐惧症，这病症反而是跟本身被压抑的回忆有关，那个回忆会令求助者误以为他身处于一个阴暗而狭小的地方。日常生活也有很多事情能令求助者产生幽闭恐惧症，例如：呼吸不畅顺、被孤立、被禁锢、无处可逃等。

初次会谈不需要很长的时间，但结束后治疗师必须知道求助者的背景资料，找出求助者生病的原因，并与求助者建立良好的默契、信赖感及双方共识，如催眠治疗会带来什么效果，接下来的治疗程序，疗程所需的时间和次数及其费用等。

姿势与引导口气很重要

完成与求助者的初次会谈，了解求助者的背景，确定适合接受治疗后，就可以进行催眠引导。

在开始引导前，先让求助者以舒适的姿势安定下来。通常以坐在直背的椅子上，头部稍微前倾比较适合；也可以躺在床上，但躺着舒服可能会睡着，尤其是太过疲累时更不能躺平。坐着时注意两脚掌踏平在地面上，不要悬空，否则无安定感；双手随意放于大腿上。背部也不要完全靠在椅背，否则还是可能在不知不觉中睡着。

安顿好之后便可以开始引导。首先请被催眠者轻轻闭上双眼，想象身体的每一处肌肉都感到十分放松；呼吸要自然平稳，然后慢慢均匀地呼吸着，尽量均匀绵长，不要出声，要平静得甚至不会打扰到身体任何一处的神经。进行这个过程时绝对不宜操之过急，一段时间之后，整个人就会感觉十分平静安详，但神经仍然很敏锐。此时大脑也像身体一样十分平静，但感觉比清醒时的任何一刻都更具有警觉性。慢慢地就逐渐进入一个非常轻松自在的半催眠状态。

引导范例不可照本宣科

接着开始引导。注意！负责引导的治疗师不可以照着以下的标准范例直接念出来，也不可以逐字强记，千万不要让听的人发现是在读稿。只要记得概念，依当时情境及被催眠者的喜好，自己编一套说词，这样才能显得有自信、不犹疑。治疗师的语调一定要充满自信与权威才易发生作用，才易达到效果。前面说过，眼皮的动作是催眠迹象之一，要知道求助者是否进入催眠状态中，只要观察他眼皮的细微动作变化即可。如果治疗师只忙于看稿，就会错过这些反应，这一点一定要特别留意。

再强调一次用先前提过的"渐进式放松法"，让身体充分放松，然后要求被催眠者想象一下：

"……现在，我们来到一个很恬静悠闲的公园，远离了尘世的繁嚣。在这里，你感到轻松自在，好像来到了另一个世界（稍作停顿，给他足够的时间在脑海中产生影像，一般大约半分钟即可）。周围种满了花草树木，眼前一片绿油油的景象，点缀着七彩缤纷的小花。你可以听得见树上小鸟的吱吱声，彷佛在合唱着（稍作停顿）。用力呼吸一下，你除了感受到空气清新怡人之外，当中还夹杂着淡淡的花香，鸟语花香，使人心旷神怡。我们开始沿着小石路向前行，沿途两旁种着大树，树叶交织着遮挡了部分阳光，加上迎面而来的微风，使人有清凉的感觉。你可以在这里慢慢地散步一番，我会给你一些时间，尽量放轻松休息一会（稍作停顿，给他大约一分钟时间休息）。随着小石路一路向前延伸，我们渐渐来到了一条长长的楼梯。楼梯的两旁设有扶手，阶砖铺排得四平八稳，一格格整整齐齐的，加上梯级高度相距不大，有我陪你一起走，你会觉得很放心，很有安全感。我们沿着楼梯往下走，一步一步走，慢慢的，一点也不急，最后来到了楼梯的尽头，另一个地方，一个跟刚才同样安逸悠然的公园，一个可以和你的潜意识沟通的地方。

我们会顺着这条楼梯由30数到1。当我数到1的时侯，便会到达另一个更舒服的公园，你会想象到每一个数字都代表一级楼梯，而每向下一级阶梯，你就会进入到更深层的放松和轻松状态。

30，开始下第一级楼梯，慢慢走，我会跟你一起。

29，开始放松。

28，再下一级，感觉平静放松。

27，感觉一下手扶着楼梯两边扶手的感觉很安全。

26、25……

20，感觉好轻松，好舒服。

19、18……11，再向下一级，放松的感觉再多一点。

10，现在呼吸开始减慢，平静。

9、8，一种好平静的感觉、安全的感觉充满身体。

7……2，还有一级就到楼梯的底部啦。

1，现在来到一个更舒服的公园，公园同样种着各式各样的植物，草地上茁壮生长的黄色白色的小花。当风吹过时，除了带来阵阵花香之外，还有树叶互相摩擦的沙沙声。我们继续沿路往前走着，很快便看到远处一个休息用的小亭。我们向着那个方向走去，越走越近，最后踏上了小亭内的石板地，往石椅坐了下去。"

然后可以进行一些简单的催眠建议接受能力测试，以确定求助者在催眠状态当中。接下来便可开始催眠治疗。

当治疗完成需要离开这个"状态"时，治疗师可以说：

"我会慢慢由10数到1，当数到1时，你的眼睛便会张开，完成这次的治疗，并且会感到很舒服。

10……5，你会慢慢地、平静地回到清醒的状态。

4，你全身的肌肉都很放松，觉得非常轻松。

3，从头到脚，全身都很放松、很轻松。

2，我数到1的时候，你会很清醒，并且张开眼睛。

1，张开眼睛后你会觉得很清醒，觉得很舒服。"

完结面谈注意事项

所谓"完结面谈"，就是在催眠治疗结束后，令求助者完全离开催眠状态，同时取消任何有影响力的暗示，回到现实生活中。这是很重要，也很容易被忽略的一环，尤其是安全、正确地完结面谈非常重要，必须特别留意。

假如治疗师曾经在催眠期间说过："现在，外面的世界对你完全不重要。"或者："随着每一下呼吸，你会感到越来越重。"如果任由这些建议继续存在，不但会影响求助者的意识，甚至继续以奇怪的态度对待身边的人，或者对任何事都提不起劲，甚至更加沮丧。也就是说催眠治疗师如果忘了解除不必要的暗示，或未确定他已经完全清醒就完成催眠动作，求助者可能有一段时间（也许只有几分钟）无法集中精神，或太专心于想原来的事情，而给人奇怪的感觉。

因此在面谈结束后，治疗师必须确认求助者已经安全地离开催眠状态，回复到具有警觉性的清醒状态。至于如何取消不必要的建议（暗示），其实也不困难。我经常使用的是："时间已经差不多，但完结之前……""现在你的双眼和眼皮会恢复正常"或"手和脚也变回跟平时一样……"

这个程序几乎包括所有各种可能的催眠情况，也就是说不管做什么性质的催眠治疗，在完结面谈时都可以利用，也可以视个别情况而做加减修改，接着即取消任何不应该继续存在的暗示，一定都可以成功。

催眠部分结束后，治疗师应该再和求助者讨论一下当天的会面内容，以确认当天的会谈告一段落。有时治疗师可以在结束前 5 到 10 分钟，再对当事人给予必要的提醒，也可以利用一些非言语表达的方式，如看表等，向当事人暗示会谈即将结束。结束前，一个重要的部分是对下次会谈做必要的安排，以达成共识，知道何时需要继续进行下一次的治疗。

催眠现场体验治疗法范例

范例一：电梯恐惧症

文句导引

在开始使用这个方法之前，治疗师可以运用自己最熟悉的方法作开始及终结；也可在加入暗号及暗示（建议）以后，再开始对求助者进行催眠现场体验治疗。

以下即以求助者"害怕搭乘电梯"为例，示范文句导引如下：

"当我由 10 数到 1 时，你可以张开你的双眼，同时你仍然坐在椅子上，我仍然与你一起在催眠状态中，你可能需要一段时间去适应周围灯光的明暗，这些反应都是正常的。当你习惯这些灯光时，我们便会站起来及准备离开这房间，我会与你一起，是非常安全的，我们会慢慢地走到治疗室的门前，你将会被一个保护罩保护着，而且你可以自己完全控制保护罩的保护强度。好，现在我将由 10 数到 1，当我数到 1 时，你可以慢慢睁开你的双眼，你仍然坐在椅子上，10……9……8……7……6……5……4……3……2……1，你可以睁开你的双眼，慢慢地适应周围的灯光，你眼睛张开坐在椅子上，你依然在催眠状态中，我将会与你一起，你的保护罩也一起保护着你，我们将会走到治疗室的门前，你准备好了吗（等待回应）？

好！我们慢慢地站起来（治疗师可能需要帮助求助者从椅子上起来，因为有些求助者的动作会比较缓慢，或未能适应太慢的动作。此时还要留意求助者的鞋子是穿着，而不是放在一旁，有时求助者喜欢把鞋子脱掉才进行催眠）。

我们一起从治疗室走到电梯间，记住你有一个可自由调整强度的保护罩保护着你（请确保由治疗室到电梯间的道路畅通无阻，没有阻碍物，如桌子，或椅子等）。

我们将会进入电梯和到达你想到的楼层，然后再回到这里，所有事物都是在你的控制中，包括你的保护罩会一路上保护着你（这些"暗号及暗示"应该在治疗室内的催眠状态就做好，这里只是再强调一次）。

好！当你准备好就可以按电梯间的键，使电梯停在我们的楼层（等待及鼓励求助者，直到电梯到达，治疗师可伸出双手请求助者走进电梯内，如有人在电梯内也不要紧，当然如果电梯内没有人或人很少最好，人愈少愈容易控制情况，并向求助者作出指示）。

你按电梯里的按钮是很安全的，很容易可以做到，因为保护罩正在保护你（此时可能会看到求助者慢慢地移动他的手，按电梯大楼的按钮）。

按按钮是很容易做的，电梯正根据你的要求到了这一层（如果电梯里有楼层指示灯，显示电梯所在的楼层，治疗师也可引导求助者看着楼层的数字愈来愈接近）。

电梯门将为你而打开，然后你便可走进电梯。电梯门已开，是你操控按钮去控制它的（电梯的门打开）。

电梯是根据你的要求去接你、为你服务的，只要你按控制板上的按钮，你便可以控制电梯到达你想到的楼层，过程很简单、很安全，你只要简单地踏到电梯内，电梯便会受你控制（当求助者进入电梯内，治疗师手指按着电梯内的控制板）。

这全是根据你的指令进行的，如果你想电梯继续停在这楼层，只要简单地按着开门的按钮，门便会一直打开，直到你按关门的按钮，才会关上（治疗师应该确保能够在关门前完成这些句子，或用手、脚去使门继续开着，但要留意给求助者看见的，只是治疗师站在门边与他对话，并不是要阻止门关上）。"

这时，治疗师能够做的便是等，直到求助者按想到的楼层的按钮，或关门的按钮。当求助者动手按控制板上的按钮时，可以鼓励他：

"对！你是根据你自己的意愿在控制电梯，这是十分容易的事。电梯正在前往你已选择的楼层，因为你的保护罩在保护你，所以你是很安全和感到舒适的，电梯正在前往你所选的楼层，也会停在那一层，你知道门将会在数秒之内打开，你可以选择在电梯内逗留或步入电梯间（门打开）。

现在也是在你的控制之内，你可以选择在电梯内逗留或步入电梯间，或好像刚才一样简单地按开门按钮使门一直开着。"

如果求助者选择步入大楼，治疗师可以再次鼓励他刚刚所做的是多么的容易，即：成功控制电梯、多么安全，最重要的是他的感觉多么好。然后，用同一种语气及指示，让求助者选择自己想留的那一层楼，或再到其他楼层，或逗留多久才回到治疗室内。其实多去一层楼便已非常足够。

回到治疗室后，坐到椅子上，闭上眼睛，用平时惯用的基本导出方法，指示求助者从催眠中醒过来。如果步骤全部正确，治疗师将会发现求助者醒过来后高兴地说，他很有信心再次去面对问题，就像刚刚亲身体验过的第一手经历，他知道自己一定可以恢复健康。

从催眠中醒觉之后，治疗师需做的是核实"实境体验"的成效，听取求助者对"实境体验"的回馈。从步入电梯间开始的情绪反应，到最重要的停留在电梯大楼的情绪反应。通常治疗师都会预期反应相当平静，就像日常生活一样，而求助者预期的通常带有一点不安反应。此时可以细问求助者改变的程度，如其认为有改善，但还没有完全达到标准时，可以再用一般催眠方法，增加建议反应的比重，应该就可以达到标准。如果认为已经完全成功，那么治疗师就用自信心提升技巧，令求助者在以后更有自信心。若求助者认为完全没有改善，那治疗师应自我反省一下，是不是在一般催眠的步骤中出错，没有找出问题所在，更没有在脑中演练成功，这种情况会令求助者觉得没有信心，对治疗失去希望。

如果求助者告诉治疗师，自己仍然没有百分之百的信心，但想再多做一两次治疗使状态更好，那就再继续，因为求助者已在治疗中感受到成果。如果求助者感觉有效，那么也可以简化实境体验的治疗节数，因为缩短时间可以让双方立即知道结果，最重要的是，治疗师可以用更少的时间就将求助者带回正常生活，那又何乐而不为？

个案统计数据均具有参考价值

据统计，从 2002 年到现在，作者已经用这个方法治疗了大约 120 个案例，追踪调查的反响也都很良好而正面。虽然这种统计很难用实验法的控制组和对照组来分析比较，因为每个求助者的问题都不一样，不过如以同一个求助者面对不同的问题来作对比，还是可以显示出数据的价值。至少远比一般催眠方法所"想象"出来的第二、第三手数据，来得真实而有效，而且又快又理想。

范例二：害怕树叶的人

患者极端害怕树叶，虽然令人觉得不可思议，却是真实存在的案例。由于害怕树叶，所以只要看见地上有落叶就绕过去，甚至宁可绕路而走也不愿让脚碰到，当然更不可能踏过去。如果不得不经过林荫小路，也要不断仰头看看是否有落叶飘下。当然如果可能，都会尽量选择没有树木的路。

先带到定点再催眠

求助者表示，他只要碰到树叶就会有不好的事件发生，因此对于树叶与其说害怕，还不如说惊恐来得贴切。有时偶尔在路上碰到一片树叶，也会心跳加速，体温上升，情绪受到严重干扰，不断联想到以前因此发生的不幸事件。只要经过有树叶之处，就要不断回想刚才究竟有没有碰到树叶，以致心情很久不能平复。这种恐惧给自己在生活上造成很大的困扰。

治疗开始前先进行一般的催眠，找出害怕树叶的起因，并给予适当的催眠后暗示（**建议**）。催眠过后，确定求助者已经接受暗示并有正面回馈，再运用"催眠现场体验法"治疗。

首先由治疗师带领求助者走到有树叶的地方，如公园，或有树木的街道等，让他有机会近距离接触树叶。但不用像前一个例子（**害怕搭乘电梯**）一样，在催眠状态中将求助者带到公园或街上，而是在到达目的地时再催眠，只要用一般催眠技巧即可。

预设外在的环境因素

首先确认求助者在户外嘈杂的环境下，可以快速进入催眠状态。为了确保催眠顺利，可以先在治疗室内设定暗号，令求助者往后碰到这个暗号即可快速进入催眠状态。

快速催眠技巧很多，方法及形式各异，最简单是在确定求助者进入催眠状态后说："以后每当我的手按着你的肩膀，跟你说3、2、1时，你就会进入催眠状态，程度就如现在一样，很简单，很容易（**边说边把手轻放到他的肩膀上，当数完3、2、1便可把手放开**）。你现在已经进入一个很好的催眠状态，非常适合的催眠状态。"

由于在公园受到骚扰的机会比较低，一般都不会有人走过来，所以只要尽量选择人比较少到的地方即可。所选择的树木和树叶的数目也不用求多，只要有就可以了。最安全的做法是先在治疗室内，找出患者害怕树叶的原因，而且做过初步治疗后，再在催眠状态下让求助者接触树叶并拿起观看，若这个练习生效，一旦到达遍地落叶、树上又不断飘下落叶的公园，要求他拿着树叶就没有很大困难。

快速催眠更容易，即使在设定"保护罩"的时候，也不用把对外界的感觉完全隔开，只做到心理层面的保护即可。因为我们依然希望求助者可以感受到树叶的质感，这才是"催眠现场体验"的精神。

若暗示未能生效，那么只要让求助者往后退几步便可远离那些树叶，对治疗师而言比较容易控制，但还是要实时处理求助者的情绪。如果在一般催眠法下已能确实解决问题，那么在公园发生的反弹应该不大。如果要他在治疗室内拿起树叶都有困难，便不应使用"催眠现场体验法"，而应先把问题弄清楚。

一般而言，惊恐症会突如其来的发作，其情绪落差很大，所以在未找出问题所在及妥善解决之前，不要试图将惊怕的对象拿来测试，否则只会加深问题的严重性。在这个例子中，治疗师需要对环境预先准备的功夫不多，只要把注意力集中在治疗预设的暗示便可。

文句引导

实际治疗时可以给予以下的文句导引：

"当我由 10 数到 1 时，你可以张开你的双眼，同时你仍然坐在椅子上，我仍然与你一起在催眠状态中，你可能需要一段时间去适应周围灯光的明暗，这些反应都是正常的。当你习惯这些灯光时，我们便会站起来及准备离开这个房间，我会与你一起，是非常安全的，我们会慢慢地走到治疗室的门前，你将会被一个保护罩保护着，而且你可以自己完全控制保护罩的保护强度。

好，现在我将会由 10 数到 1，当我数到 1 时，你可以慢慢睁开你的双眼，你仍然坐在椅子上，10……9……8……7……6……5……4……3……2……1，你可以睁开你的双眼，和慢慢地适应周围的灯光，你眼睛张开坐在椅子上，你依然在催眠状态中，我将会与你一起，你的保护罩也一起保护着你，我们将会走到治疗室的门前，你准备好了吗（等待回应）？

好!我们慢慢地张开眼睛（治疗师最好站在他旁边，避免他在还没适应环境前，身体摇晃而站不住脚，这时治疗师可以给他适切的保护）。

我们的面前是一个公园，现在我们站在公园，整个公园都在我们的视线范围内，我们可清楚看到每一个角落，你依然在催眠状态中，我会与你一起，你的保护罩也一起保护着你（在公园的游人应该没有影响，在正常情况下也不会注意或前来骚扰，因此就像在公园跟朋友散步、聊天一样即可，不会引起其他人的注意）。

我们一起在公园散步，会看见很多不同事物，所有事物，一花一草都来得自然，很舒服，我们可以轻松的心情，慢慢散步。我们现在开始走吧（面前不应该有树叶飘落，地上数十步内也不会有树叶在地上）。

公园内的游人我们可以不用理会，尝试留意一下周围的花草树木，所有公园内的植物都带给我们清新空气，我们脚下踏着的草，远处的花给公园生命，我们可以停下来，蹲下看一下（和他一起蹲下）。

我们可以用手触摸一下地上的草，旁边的花，感觉一下它们的质感（可以与他一同做）。

这都是植物的质感，感觉好自然，花草树木大致都一样。我们可以走到另一边，找寻一下落在地上的树叶（站起来往有少量树叶的地方走过去，在几步路前停下）。

你的保护罩一路上保护着你，在前面地上，有两三片落叶，就如刚刚我们触摸花草一样的植物，我们也可以走上前，蹲下去摸一下（引领他走上前蹲下，你先伸出手去拾起地上的树叶，再鼓励他去做）。

感觉就和刚刚的花草一样，感觉好自然（如果他犹豫的话，可以提醒他保护罩在手上就如戴了手套一样，拾起树叶时，有保护手套隔着树叶，会很安全。如果当初在治疗室内的暗示生效，拾起树叶应该没问题。当他拾起树叶后，可以鼓励他拿近一点）。

我们把树叶细心观察一下，反过来也可以，会看见叶脉、气孔等（就跟他一起做，待看过后，你把手往外伸，放开手，让树叶自然落下，然后让他照着做。这个伸延的意思是：我们可以控制在面前的树叶，拾起，把玩，掉下，看似很简单的动作，但对有惊恐症的人来说，在没有治疗好前，是一件不可能的事情。接着可以进一步，预备走在有树叶的地上，但不用盖满树叶，只要有树叶便可）。

保护罩在你的身上作用很好，感觉就如皮肤一样，很自然。我们再往前走，路上有无落叶，我们都可以如常的走，踏上也可以，就如踏在草上一样，隔着鞋，我们都分不出踏过的是草还是树叶，感觉都一样，那片我们刚掉下的树叶也在脚下，踏着（你的带领是重要的，鼓励和不断地提醒，安全性和保护都在发挥作用，他可以放心去做。踏着他刚掉下的树叶是一个很好的开始，因为刚刚他已经把那片树叶翻过，掉落，是一片他可以控制的树叶，再踏上去会增加他往后的信心）。

好，踏上去就如一路走来的草地一样，我们再往前走，脚下都是草和一些落叶（带他走到一些树旁，只要不是落掉所有叶的树，正常下，等一会儿都会有叶掉下，不用走得太近或刻意站在树下，只要能清楚看见落叶的过程便可。在等待期间，可以说一些加强信心的语句或鼓励的语句。当看见有叶落下时，再加强道）。

落下的树叶就跟我们先前拾起的、掉下的、踏过的一样，我们可以走过去拾起它，又或在它落下时接着它，你想走过去吗（如果他选择走过去，可由他拾起树叶，踏着；如果他不走过去也可，只要他的心情是平静的即可）？"

到了这个程度，已经可以预备将他带离催眠状态，选择一个比较开阔而没有树叶在附近的地方，让他离开催眠状态后，发现所处的地方果然很安全。如果醒过来后能自动走到有树叶的地方，便由他去，因为刚刚已经进行了治疗，如果没有特别事情，和他离开公园即可。

可应用于没有生命的对象上

以上只是以害怕树叶为例，这个例子也可以延伸到其他对象，但基本上是"没有生命"的对象，因有生命的情况要用另一种程序来治疗。

范例三：改善不自觉的小习惯

很多人都有一些不自觉、不雅的小动作，例如吸鼻子、抓头发、眨眼睛等等，特别是在容易紧张的小朋友身上最常出现。这些小动作通常长大后都会自动减少或消失，有的则会一直延续到成人，或在成人阶段突然出现，造成很大的困扰，对人际关系影响甚巨。

在不雅的小动作中，最常见的是眨眼。若不注意，说话时眨眼或挤眼常让人以为是在跟人家"抛媚眼"一样，引起一些误解。大多数的情况都是眼睛附近的肌肉不明原因抽动，有时还会带动嘴巴也往一边动一下，有些人只在说话时出现，有时则连静静坐着时也会发生；严重者不管是走路、说话或静止时都会出现，甚至一个钟头出现数十次，最少者一天也会出现五次左右。问题是这种不自觉的动作有时连自己也没有察觉，通常都要身边的人问起才知道。从此之后，愈在意、紧张愈容易出现。若成年人经常出现眨眼的小动作，常会造成社交生活的不便，甚至引起不必要的误会，或成为闲人的八卦话题。

不一定需要配合环境

治疗这类不雅的小动作之前，通常要先在催眠的情况下，找出最早出现不雅动作的时间和原因，再以行为疗法治疗，其中最有效的当然是"催眠现场体验法"。不过如果是器质性病变所导致，譬如颜面神经麻痹所导致的口歪眼斜与眼皮颤抖，就要先治疗再施行本法。

但以催眠现场体验法治疗眨眼这种小动作不一定要配合环境，甚至没有环境限制。由于求助者都是因为小动作出现的次数太频繁，造成困扰或影响到生活，才要求治疗，所以治疗师必须刻意考虑环境因素，只要在治疗室进行即可。但催眠现场体验需要准备一个小道具"镜子"，不必太大，只要能照到半身即可。换句话说，大约跟坐椅的高度差不多，求助者坐着时能照得到即可。

首先以一般催眠治疗法了解原因、发病时间，然后给予适度暗示治疗，使其继续保持在催眠状态。在开始治疗眨眼、挤眉弄眼小动作之前，治疗师可以运用自己熟悉的催眠治疗方法作开始及总结，但一般都在加入"暗号及暗示"后，再进行催眠现场体验治疗。范例如下，施行者可依情境而适度加减变化：

> "当我由 10 数到 1 时，你可以张开你的双眼，同时你仍然坐在椅子上，我仍然与你一起在催眠状态中，你可能需要一段时间去适应周围灯光的明暗，这些反应都是正常的。当你习惯这些灯光时，我们便会站起来及准备离开这房间，我会与你一起，是非常安全的，我们会慢慢地走到治疗室的门前，你将会被一个保护罩保护着，而且你可以自己完全控制保护罩的保护强度。
>
> 好，现在我将会由 10 数到 1，当我数到 1 时，你可以

慢慢睁开你的双眼，你仍然坐在椅子上，10……9……8……7……6……5……4……3……2……1，你可以睁开你的双眼，和慢慢地适应周围的灯光，你眼睛张开坐在椅子上，你依然在催眠状态中，我将会与你一起，你的保护罩也一起保护着你，你准备好了吗（等待回应）？

好！我们继续保持身体肌肉放松，望向镜中的你，留意镜子中你脸上每一个器官的样貌、轮廓（可以说话，逐一作器官引导，每个器官都可以用一分钟左右的时间慢慢观察）。

现在脸部肌肉放松，每一个脸上的器官都非常放松（当你看见求助者挤眼睛的小动作出现时）。

我们看到脸部眼睛有一点小动作，现在把我们的肌肉收紧，我们尝试再集中精神放松一下眼睛和附近的肌肉（等一会，让求助者有足够的时间去放松，和感受放松）。

好，我们感觉到眼睛和附近肌肉的放松（当再有小动作出现时）。

我们看见这次小动作收紧肌肉的程度小了一些（不论动作有否小了，也是这样说，用意在引起意识的反应）。

我们可以再放松一点，令下一次肌肉收紧的程度再减少，当下一次感到肌肉快要收紧时，我们很容易可以放松下来，减少小动作出现的次数。"

其间不断地重复肌肉放松。治疗师一定要把握小动作出现的时间，加入说话和鼓励来往四到五次后，便可以停止说话，给求助者一点时间坐着。如果刚才的建议生效，那么在坐着的时间内，眼睛和附近肌肉的小动作应该可以获得控制。当然不可能立刻就完全没有了小动作，而可能只是一下很小的抽动，但求助者可以很快放松。几分钟过去后再加以暗示：

> "我们很清楚在刚刚的几分钟内，我们可以把小动作控制过来，可能我们还需要多一两次的练习，但是我们很清楚我们是可以控制它的，以后每逢感到小动作将要出现时，我们很轻松便可以控制，放松肌肉，我们亲眼感到控制的能力，我们清楚知道怎样做。"

接着便用一般方法把求助者带离催眠状态，由于在这段说话中已加入催眠后暗示和暗号，如果对这些催眠的基本暗示还不熟，那么就再复习一下：例句中"每逢感到小动作将会出现时"是暗号，与求助者自然出现的问题有直接关系，而"我们很轻松便可以控制……怎样做"是催眠后暗示，即求助者可以实时感受到的生效建议。一般催眠建议或暗示都要等事件再发生时，才知道有没有效，但在这里，由于求助者刚刚才亲身体验过，且清楚知道成效，因此日后在遇到暗号时，暗示的成效便会大大提高，使求助者对治疗的信心大大增强，而且非常稳固。

范例四：帮助孩子克服偏食

偏食在小朋友的个案中非常普遍，至于为什么小孩子特别容易偏食？为什么有那么多东西不敢吃或不想吃？如果在平时质问，原因可能五花八门，例如食物煮得太难吃、味道太怪或形状很可怕等等，但这些都还构不成需要治疗的原因。如果他曾经因为被某种食物梗到、噎住或因此造成不快反应；或因某次进食时讲话或哭闹，误把食物吸进气管，卡着无法顺畅呼吸，但又吐不出来，最后费尽九牛二虎之力才弄出来，从此之后即产生厌恶或害怕情绪，一看见那种食物便头皮发麻，想要设法避开，不肯再进食；有时连看到或听到都觉得不舒服，要他吃下去更是抵死不从，吓得大哭大闹。这种情况才适合做"催眠现场体验治疗法"。

以吃苹果时讲话、噎住为例

小朋友的偏食原因、反应与表达能力，在以成年人为主导的立场看起来，实在不可思议，有时候甚至是不着边际、摸不着头脑的，但这些原因只要透过一般催眠即可经由回溯而轻易发掘出来。事实上，在催眠过程中，小朋友的接收信息（指令或暗示）能力往往比成年人更强，回溯的内容更详尽、丰富，也更容易进入催眠状态，当然治疗效果也更好。

"催眠现场体验法"的作用在加快治疗成效，尽早改善催眠暗示的不完全之处，这是一种非常安全的工具。求助者在治疗过程中即可亲身体验改进过程，并因此痊愈。这里以"吃苹果时讲话、噎住，因此厌恶吃苹果"为例，谈谈施行"催眠现场体验治疗法"的用法。由于问题不大，外在环境控制只要在治疗室就足够了，所有可能出现的情况应该都可以在治疗师的控制下进行，唯一要注意的是"食物卡在喉咙"的情况时有所闻，治疗师应该具有基本的急救常识，否则指令或暗示的方法太离谱就达不到效果。

以一般催眠程序完成"吃苹果噎住造成偏食"的基本治疗之后，再开始"催眠现场体验法"，可用的文句引导如下：

文句引导

"当我由 10 数到 1 时，你可以张开你的双眼，同时你仍然坐在椅子上，我仍然与你一起在催眠状态中，你可能需要一段时间去适应周围灯光的明暗，这些反应都是正常的。当你习惯这些灯光时，我们便会站起来及准备离开这房间，我会与你一起，是非常安全的，你将会被一个保护罩保护着，而且你可以自己完全控制保护罩的保护强度。

好，现在我将会由 10 数到 1，当我数到 1 时，你可以慢慢睁开你的双眼，你仍然坐在椅子上，10……9……8……7……6……5……4……3……2……1，你可以睁开你的双眼，和慢慢地适应周围的灯光，你眼睛张开坐在椅子上，你依然在催眠状态中，我将会与你一起，你的保护罩也一起保护着你，你准备好了吗（等待回应）？

好！依然在房间内坐着，我和你一起就像之前一样聊天，记得我们已经清楚了解之前发生的事情，我们知道那次的事情为什么会发生，我们知道后来为什么不再吃苹果，我们又清楚以后如何避免发生同类事情，我们更加知道从现在开始我们可以像以前一样把苹果吃掉（在句与句之间停顿一下，让小朋友点头示意明白及认同，在有所回应后，治疗师以手指着前面桌上预先准备好的食物)。

我们面前的桌子上放了一个已经洗干净的苹果，一碟已切好，切成一口大小的苹果，和一杯刚刚鲜榨的苹果汁，我们现在可以先挑其中一份，把它吃掉，任选一份（接着等待小朋友的响应，其实只要小朋友作出选择，无论哪一份都可以说是治疗成功的指示。当然如果先选苹果汁，在他喝下去后，可以叫他留意果汁中的果肉)。

咬下果肉时，有点爽脆，有少量果汁咬出来（给他时间去咬去吞，吞下后)。

我们再多喝一口，再咬口内的果肉，非常好，我们把苹果咬几口，吞到肚子里去（看着他，让他表示同意，知道自己正在咬和吞苹果，接着可以问他要不要也把面前的苹果咬一口，把它吃掉。他若说好，便任由他吃；若说不，也无需勉强，只要再提醒他刚刚已经把苹果肉咬了、吞下去。若他一开始便选择那个苹果，或那份已切好的苹果，便表示他对苹果的抗拒已经灭去。当然在他吃苹果时，也要从旁说出正面及鼓励的话。如果他什么也不选，便要先分清楚是他已经不再害怕，或只是不想吃东西。万一治疗不成功，那便需再从基本催眠治疗着手。若食物已经吃过，便可以带离催眠状态)。"

注意治疗时也可能再噎住

在示范句中，"我们现在可以先挑其中一份，把它吃掉，你要挑那一份?"这句话用了强迫选择技巧,迫使他只有三个选择,但在"一份"的语意内,选择只有两个,分别是一份已切好的苹果或整个苹果。一份并没有一样的意思,可以是一碟或一整个。另外,示范句中强调的是"挑一份把它吃掉",吃掉也没有果汁的意思,所以在双重建议的情况下,其实治疗师是给予一个指令,即"吃掉一份苹果",小朋友理应选择苹果,这样即表示治疗成功。如果小朋友选择果汁,则成功的程度不足,应该再在催眠治疗中找出原因,彻底解决。

治疗师要留意的是,这是一个吃苹果时噎住的案例,而小朋友在催眠治疗过程中,很可能真的再度噎住,所以一定要具备安全急救法。为了保险起见,也可以苹果酱代替一片片的苹果供选择。此外,最好以比较甜而爽脆的苹果为主,如果太酸,可能连成人都不想吃,小朋友更可能不愿碰了。

此外,如果小朋友的偏食习惯与上述的情况都不一样,那就不能一再做催眠现场体验法,可能必须找营养师,或先请医生检查一下,同时给父母一些建议或意见。因为多数小孩子的偏食情况都是暂时的,年纪渐渐大了以后往往就会改变,只要保持均衡营养和适量运动,应该都可以健康成长,不必太过忧心。

范例五:还可提升运动表现

"催眠现场体验法"也可以用在体育竞赛之上,但不是把不会运动的人变成运动员,而是提升其能力,或提高比赛时的质量和表现。

以打保龄球为例，虽然不是为了治疗，但还是要在治疗室内进行一般催眠程序，所不同的是以"运动进行顺序"作为催眠内容和蓝本。但治疗师必须先了解保龄球的运动模式，每一个动作细节都必须了解，因此必要时可请教练或运动员协助。

以打保龄球为例

催眠方式最好依照运动员及运动项目做选择，最常用的是在催眠状态下加入控制情绪的暗示，务求在激烈比赛中冷静下来。初期可以先在脑海中演练整套出球动作，像播放电影一样不断模拟。例如回想做得最好的一套动作，必要时还可拍成录像带或光盘，再仔细分析、调整、改善，整理出一套标准动作，再加上教练的讲解，那么运动员看过后就会有所领悟，以后即可做出完美动作。

"催眠现场体验法"的效用在提升动作的质量和稳定性。以前录像可以拍出每秒一格的画面来做分析，如今计算机科技突飞猛进，已经可以拍到近千分之一秒的动作，以后再经计算机仿真出一个完整动作供运动员练习。

首先在治疗室完成一般催眠方法，再到保龄球馆施行"催眠现场体验法"。治疗师先以快速催眠法将运动员带入催眠状态，再予以进一步暗示：

"我们将会踏上待打区，以习惯的呼吸配合每个动作，就像平常练习一样，我们把精神集中，现在踏上球道（待运动员踏上球道，站好不用起步，现阶段不用持球）。

站在起步的位置，一个选定了的最好起步位置，我们站的这个位置，是经教练和自己，一路练习时挑选出来的，这是个最佳起步点，我们留意一下双脚，双脚站立时，鞋与鞋之间的距离，脚的重心点，脚朝的方向（每句之间都给予足够的时间，让他去感受）。

再留意一下我们的站立方向，做好一个完美的准备起步式，我们将现在站着的所有感觉记好，这是一个完整的动作和感觉，以后每当一踏上球道的起步点时，所有现在的动作和感觉都会回来，这是一个完美的起步式（接着可以加上持球的动作）。

手指抓好球上的洞，每根手指与球的接触面，手臂与身体之间的距离，球的重量与着力点，所有的感觉都是舒服的、自然的，接着走的每一步都一样，我们会留意到，每一步之间的动作，呼吸、肢体的感觉，球的手感，在出球的时候，我们的头、眼睛和手的配合，头的面对方向，手指与球的接触及力度，脚屈膝的角度，出球时身体摆动、手的摆动方向，呼吸的配合，所有的动作和感觉都会于下一次预备好起步式后回来，一套完美的出球姿势（接着即命运动员把动作完成，在完成处停下，立即引导运动员实时回想这套动作和感觉，尽量重复刚刚例句内的每一句话，并让他们实时在脑内演练一次。这种"催眠实境体验"技巧的脑内演练很实在，因为记忆、感觉和动作都只在几秒之内完成，而且是在催眠状态下进行，所以每个细节的回忆都会更详细，比起一般催眠方法的幻想练习来得实在和详细，完成后将运动员带离催眠状态即可）。"

运用这个"实境体验"技巧时，环境控制很容易。如果场地属于球队的话，那所有的动作和行为都可以在控制范围之内，不会受到干扰。但如果场地是公用的，找什么角落的球道也没有区别，而当保龄球撞到球瓶时，发出的声音很大，所以必须先在治疗室内进行催眠。先决定到达球馆后要集中精神的地方，那就是身体、视线，先给予暗示之后，听觉的刺激就可以减弱，因而减少干扰，提升运动表现。

外行人要得二百分并不困难

另外要注意的是，拿球的时间不要过长，球并不是拿着不放的，所以治疗师应衡量说话的时间分配，不要将所有暗示都在他抓着球的时候说，因为即使球只有九磅，抓太久也会累，因而影响成绩。其他该注意的安全事项比较少，与一般打球规则一样即可。顺带一提的是，治疗师自身的安全也要注意，最好与运动员保持一定的距离，以免干扰到运动员的视觉图像，或者不小心被他挥动的手或球击中。

比较起来，治疗师用"催眠现场体验法"治疗病患比较容易，要兼顾的地方比较少，在时间的掌握上比较容易，成效也更高。笔者因利成便，只以简单的自我催眠方式，加上催眠现场体验法，在没有用摄影机，也没有教练的指引下，只用保龄球馆提供的球鞋和球，就做自我催眠，结果发现只要配合走步、呼吸、摆手，在催眠现场体验法的帮助下打直球，要拿二百分以上其实非常容易。有兴趣的人不妨试试。

范例六：消除表演怯场

不论是专业表演者或偶尔在聚会中表演歌舞音乐，都常会因为紧张而手脚发抖、失声，或脑袋空白一片、不知所云，让表演者非常尴尬。这类表演者怯场的成因各异，其共同处是：在正常状态下都可以控制自如、表演出色，尤其在台下表演都没有问题，而一上了台就状况百出。

小提琴等台上表演均适用

消除表演怯场的方法与其他运动项目相同，在施行"催眠现场体验法"之前，需先以催眠找出怯场的成因，解决以后再应用本法才有事半功倍之效。以小提琴表演为例，可先在治疗室内、于催眠状态下，让他感受并学会控制情绪、集中精神。基本方法与前面几个范例类似。例如以手执拉弓为暗号，在脑中排演一次曲目，尽量留意每一乐章停顿的小节，将其视为"深层引导"。当一切就绪之后，治疗师可与表演者走到舞台上，以快速催眠方法将表演者带入催眠状态，再做下面的催眠现场体验法：

"你是这里的主人，台上台下都以你为首，你可以示意观众拍手，示意观众肃静，只要你站在台上，你的弓、你的琴都会听命于你，和你一起合作表演，你臂膀与琴的接触，弓和弦接触时摩擦的力量控制，拉和推弓的感觉完全熟悉，跟练习最好的一次一样，手指头按弦线的感觉，在弦在线走动，速度的控制都会非常称心，现在准备好的话，便把弓和琴放到表演时的位置（等待一下，当位置放好后）。

　　你现在感到好舒服、自在，因为弓和琴都正在和你配合，待你发号施令便可开始与你一起演奏。当你的弓和弦线一瞬间碰上，属于你的演奏便开始，以你一贯的做法，当闭上眼睛便会在脑海出现自己在演奏这曲目的场面，可远可近，可集中在按弦线的指头上，同时乐章的每一个声音都会是一个鼓励，每一章节的停顿后，都会次也会存放到记忆中，以后每一次都一样的顺意、成功（接着便可带他离开催眠状态）。”

必要时可加上“暂时消失视力”的暗示

　　如果被催眠者为专业人员，那场地的控制并不困难，只要注意上台前的气氛与正常表现相近，如正常的等候区、服装设备等均应与实际表演相同；上台的走道、台上的灯光等等都应配合。这类运用于舞台上的“催眠现场体验法”比较简单，也容易操控。必要时可加上“暂时消失视力”的暗示，使表演者看不到台下的观众。但我并不鼓励，因为表演者与台下观众的互动，除了带来压力外，也会带来鼓励与支持。表演是一门沟通艺术，有反应才有价值。

　　这类表演怯场的治疗方法只要稍微改动一下，对戏剧、舞蹈、歌唱、演奏等等表演皆可应用，唯要先找出怯场的原因，并加以治疗后才能应用。

附 录

观落阴也是一种催眠现象

——作者的观落阴亲身经历

我首次接触观落阴是孩童时代，在香港的一幢商住大厦内，一个神坛的布局，室内灯光不多，阳光透过窗户射进来，在阳光的照射下，缕缕的轻烟从燃点着的香烛升起，填满了整个房间。房内有一神坛，十多张椅子，师父五六个，来参与的人有十多个。有老有少、有男有女。法师一声令下，众人将眼蒙上布，手持一炷香，坐在椅子上；法器响起，法师诵经，参与者有的流泪，有的大哭，有的说话，有的在动。当时我只是在旁观看，不知他们在做什么。

我有三次观落阴体验

一直到 2007 年，我终于有机会到台北参加一次观落阴，虽已预约，但因交通不顺畅，延误了一点时间，预留的名额给后来的人递补上了，只好叫法师想想办法。当天二三十张椅子都差不多坐满，幸好在开始前还有其他人赶不及，我和朋友们才有机会一起参与。

法师首先讲解了一下观落阴的概念，然后便命我们把包着一道符的红布蒙在眼前，双脚脱鞋着地，坐好。法器响起，法师诵经，从国语到闽南语，闽南语对我来说是陌生的语言，但既然来了，就放轻松等待"阴间"的出现吧。随着时间过去，在我身后的一个妇人有点动静，其中一个法师走过去帮她。法师与妇人交谈，问道："你现在看见什么？"妇人回答："一个老妇在我面前，还有一个楼梯在她旁边。"法师："楼梯是在老妇左面，是吧？"妇人："对！"听到这里，我开始觉得我没来错。不久大家休息，一整晚法师为大家做三次观落阴，三次都看不到便没法子了。在休息时跟朋友讨论，大家都没法看得见，我问友人那些闽南语念的是什么，友人说是不同护法神明的名字，叫神帮助大家到阴间。两小时多的时间很快便过去，我带点头痛地离开。

与催眠有点像又不像

事隔一年，我再带八个学生到访，学生都是成年人，到达目的地前，他们都有点疑虑，有点怕。我们的时间是中午一时，阳光普照，神坛是开放式设计，在小巷的尽头，在一楼，没有门，空地很宽敞，椅子从室内一直排到室外。因为没有门没有墙，室内虽然燃点香火，但空气很流通。学生们先前担心有点诡异的感觉，在看到环境之后都没了。过程不再多说，跟去年都一样，反而有几个学生都能观到。

离开后我们找了个地方坐下，进行一个小型的总结。心理学、催眠学、潜意识和法术的应用都在观落阴出现。在法师讲解过程时，都会强调观到与否都是缘份，以心理学角度解释便是意愿，愿意的话观到的机会便会大增，若然有点疑虑，或抱着玩玩的心情，意愿不大的话，缘份也少。还有要看神明与参与者的缘份，光有意愿也不成。这样一句缘份已包含了所有的可能性，看到什么便是参与者的缘了。

法师们的诵经声音、法器音乐声都是我们可以想象的，就如一般电影电视上法师施法的声音，那种比较贯彻的音域容易使人入定，集中在一个思潮上，是催眠常用的基本手法。

当参与者有影像在脑海中出现，有可能是本身的意愿使希望或预期的影像出现，又或是潜意识把影像投射出来，心理学之父弗洛伊德的自由联想方式，与法师和参与者的对答模式很相像，都是随参与者脑中产生的影像来问问题，如："你见到花，那花对你来说代表什么?"我对观落阴的认识不多，除了上述可以用我比较熟悉的理论解释以外，文中早前提到的法师与妇人交谈内容，我会说是法师、观落阴、道教的一些法术，他们的修行，我这门外汉不能用我懂的理论去解释。妇人先有影像，法师才叙述影像，即是法师在妇人说话描述影像前已经同时清楚妇人所见，就像看穿妇人的脑袋一样，这应该是通往阴间的路只有一条，每个人都会从路口开始走，所以法师可以在妇人看见影像过后，但没开口时便可以说出妇人所见。这个与催眠的暗示和建议有点不同，催眠师会先描述地方，参与者才产生影像，如"你左边有一个人，你看看"，这样才产生影像，便是建议的应用。

　　同学们的讨论都觉得世界太大，太多事情是认知以外，只可以尝试了解和认识，认同与否则再作别论。

丛书编委介绍

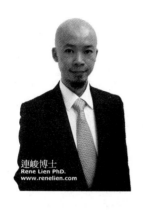

连峻博士
Rene Lien PhD.
www.renelien.com

连峻

催眠心理丛书副主编

英国专业催眠及心理治疗协会香港分会主席，APHP

美国催眠医师考试局中国分会主席，ACHE

香港催眠医师及心理治疗师公会主席，HKGHP

香港临床催眠学院校长及课程总监，HKICH

英国国家注册心理治疗师及辅导员

美国临床催眠学会（ASCH）

美国心理学会会员 APA

美国性学院性学家 ACS

美国催眠师公会会员 NGH

英国催眠治疗会会员，HS

美国催眠医师考试局临床催眠治疗师，ACHE

英国专业催眠及心理治疗协会　APHP

中国国际传统与现代睡眠医学学会，催眠心理专业委员会常务理事，

香港催眠戒烟协会名誉顾问 FHSCA

英国专业催眠及心理治疗协会院士（首位华人获颁授院士资格），FAPHP

中国南方医科大学讲师，

中国清华大学讲师，

尼加拉瓜中央大学心理课程课程总监，

全国心理保健咨询师导师，中华人民共和国劳动和社会保障部
（首位中国劳动和社会保障部委任的香港导师）

临床催眠硕士课程课程总监，York University

上海德瑞姆学校讲师，

临床催眠硕士课程总监，Pebble Hills University

深圳市妇女儿童心理咨询中心催眠学讲师，

Rene a LKF and Central 总监，

西岸大学催眠治疗学院课程总监，

美国催眠医师考试局主考官、讲师，ACHE

英国埃塞克斯临床催眠学院临床催眠学家及讲师，

香港催眠医师及心理治疗师公会（会刊）编辑，

心理治疗师，CLL Consultant Company

婚姻家庭分析指导师（国家职业资格）

著作有：

《催眠　你的、我的、他的另一半》2003 年

《催眠解码》2005 年

《催眠 X 档案》2006 年

《催眠师的心情角落》2007 年

《催眠实境体验治疗法》2009 年（台湾）

《懂性》2009 年

第五届世界心理治疗大会（WCP2008）会议演讲，2008 年

除治疗个案、举办催眠治疗课程及有关讲座外，亦经常被不同机构及团体邀请作演讲嘉宾，接受本港及外地报章杂志、电台、电视台、团体等之访问，电影及电视顾问及旁白。

2004 年开始在内地推行培训催眠，是首个在上海培训有关催眠课程的香港人。

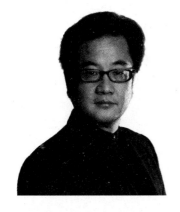

蒋平

催眠心理丛书副主编

中国首届催眠师大会暨催眠丛书编委会会议副主席；

深圳市心理咨询行业协会会长；

深圳城市学院心理学教授、深圳高级中学心理咨询中心主任；

深圳市灵通心理科学研究所首席催眠心理技术督导专家；

1991 年 12 月创办了中国大陆第一家医科大学催眠门诊 -- 皖南医学院催眠门诊，全国学校心理辅导之星、2011 年被评为"全球华人心理类 10 强讲师"、广东省政府授予（目前唯一的）心理学特级教师，CCTV 十二集电视系列片《学生心理训练》主讲嘉宾，从事临床催眠心理治疗超过 10000 人次，治愈了大量的心理疑难病症，曾经辅导过三名奥运冠军、二名香港立法会议员及一大批企业家、中、高考状元及考上清华北大的学生。

曾应邀在海内外做过 900 余场催眠术、心理学报告，28 年来为海内外培养了 3000 多名催眠心理治疗师，央视焦点访谈、美国 NBC 电视台、香港凤凰卫视、香港健康卫视等众多媒体对蒋平老师进行过专访。

蒋平精典培训班有：《灵通催眠术》《简快催眠心理疗法》《心理素质训练》《沟通与表达能力训练》。

蒋平精典演讲主题有：《神奇催眠术》《催眠式沟通》《阳光心态与幸福人生》《情绪与压力管理》《灵通亲子沟通艺术》《心理咨询面谈技术》《激励心理学在管理中的应用》《催眠式销售》《中高考成功心理学》《青春期成功解码》《情商训练》。

代表著作有：《催眠大师》《催眠式管理》《灵通催眠术》《催眠奥秘》《神奇催眠术》《卡耐基的口才与人际智慧》《心理暗示的神奇力量》《大学生心理诊断》《成功欲望与心灵动力》《交际技巧与超级记忆》《心灵革命与心理素质》《高考心理导航》《自信启蒙书》《专注力启蒙书》《把惯出的毛病管回去》。

图书在版编目（CIP）数据

催眠现场体验治疗法 / 连峻著. —太原：山西科学技术出版社，2016.1

（催眠心理学丛书. 第1辑）

ISBN 978-7-5377-4921-3

Ⅰ.①催… Ⅱ.①连… Ⅲ.①催眠术 Ⅳ.①R749.057

中国版本图书馆 CIP 数据核字（2014）第 260095 号

催眠现场体验治疗法

出　版　人：张金柱

策　划　人：张守春　王跃平

著　　　者：连　峻

责 任 编 辑：王跃平

助 理 编 辑：冉宏伟

责 任 发 行：阎文凯

封 面 设 计：岳晓甜

出 版 发 行：山西出版传媒集团·山西科学技术出版社

地址：太原市建设南路 21 号　邮编：030012

编辑部电话：0351-4922134　0351-4922107

发 行 电 话：0351-4922121

经　　　销：各地新华书店

印　　　刷：山西嘉祥印刷包装有限公司

网　　　址：www.sxkxjscbs.com

微　　　信：sxkjcbs

开　　　本：720mm×1010mm　　1/16

印　　　张：10.25

字　　　数：109 千字

版　　　次：2016 年 1 月第 1 版　2016 年 1 月第 1 次印刷

书　　　号：ISBN 978-7-5377-4921-3

定　　　价：28.00 元

本社常年法律顾问：王葆柯

如发现印、装质量问题，影响阅读，请与印刷厂联系调换。